中国医学临床百家

谭建国 / 主编

牙体缺损美学修复
谭建国 2020 观点

U0302466

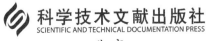

科学技术文献出版社
SCIENTIFIC AND TECHNICAL DOCUMENTATION PRESS
·北京·

图书在版编目（CIP）数据

牙体缺损美学修复谭建国2020观点 / 谭建国主编. —北京：科学技术文献出版社，2020.8（2024.12重印）

ISBN 978-7-5189-6884-8

Ⅰ.①牙… Ⅱ.①谭… Ⅲ.①牙体—修复术 Ⅳ.① R781.05

中国版本图书馆 CIP 数据核字（2020）第 118168 号

牙体缺损美学修复谭建国2020观点

策划编辑：李 丹 责任编辑：李 丹 责任校对：张吲哚 责任出版：张志平

出　版　者	科学技术文献出版社
地　　　址	北京市复兴路15号　　邮编　100038
编　务　部	（010）58882938，58882087（传真）
发　行　部	（010）58882868，58882870（传真）
邮　购　部	（010）58882873
官　方　网　址	www.stdp.com.cn
发　行　者	科学技术文献出版社发行　全国各地新华书店经销
印　刷　者	北京虎彩文化传播有限公司
版　　　次	2020 年 8 月第 1 版　2024 年 12 月第 8 次印刷
开　　　本	710×1000　1/16
字　　　数	65千
印　　　张	8　彩插6面
书　　　号	ISBN 978-7-5189-6884-8
定　　　价	78.00元

编委会

序
Preface

韩启德

　　欧洲文艺复兴后，以维萨利发表《人体构造》为标志，现代医学不断发展，特别是从 19 世纪末开始，随着科学技术成果大量应用于医学，现代医学发展日新月异，发生了根本性的变化。

　　在过去的一个世纪里，我国现代化进程加快，现代医学也急起直追。但由于启程晚，经济社会发展落后，在相当长的时期里，我国的现代医学远远落后于发达国家。记得 20 世纪 50 年代，我虽然生活在上海这个最发达的城市里，但是母亲做子宫切除术还要到全市最高级的医院才能完成；

我患猩红热继发严重风湿性心包炎，只在最严重昏迷时用过一点青霉素。20世纪60—70年代，我从上海第一医学院毕业后到陕西农村基层工作，在很多时候还只能靠"一根针，一把草"治病。但是改革开放仅仅40多年，我国现代医学的发展水平已经接近发达国家。可以说，世界上所有先进的诊疗方法，中国的医生都能做，有的还做得更好。更为可喜的是，近年来我国医学界开始取得越来越多的原创性成果，在某些点上已经处于世界领先地位。中国医生已经不再盲从发达国家的疾病诊疗指南，而能根据我们自己的经验和发现，根据我国自己的实际情况制定临床标准和规范。我们越来越有自己的东西了。

要把我们"自己的东西"扩展开来，要获得越来越多"自己的东西"，就必须加强学术交流。我们一直非常重视与国外的学术交流，第一时间掌握国外学术动向，越来越多地参与国际学术会议，有了"自己的东西"也总是要在国外著名刊物去发表。但与此同时，我们更需要重视国内的学术交流，第一时间把自己的创新成果和可贵的经验传播给国内同行，不仅为加强学术互动，促进学术发展，更为学术成果的推广和应用，推动我国医学事业发展。

我国医学发展很不平衡，经济发达地区与落后地区之间差别巨大，先进医疗技术往往只有在大城市、大医院才能开展。在这种情况下，更需要采取有效方式，把现代医学的最新进展以及我国自己的研究成果和先进经验广泛传播开去。

基于以上考虑，科学技术文献出版社精心策划出版《中国医学临床百家》丛书。每本书涵盖一种或一类疾病，由该疾病领域领军专家撰写，重点介绍学术发展历史和最新研究进展，并提供具体临床实践指导。临床疾病上千种，丛书拟以每年百种以上规模持续出版，高时效性地整体展示我国临床研究和实践的最高水平，不能不说是一个重大和艰难的任务。

我浏览了丛书中已经完稿的几本书，感觉都写得很好，既全面阐述了有关疾病的基本知识及其来龙去脉，又介绍了疾病的最新进展，包括笔者本人及其团队的创新性观点和临床经验，学风严谨，内容深入浅出。相信每一本都保持这样质量的书定会受到医学界的欢迎，成为我国又一项成功的优秀出版工程。

中国医学临床百家

《中国医学临床百家》丛书出版工程的启动，是我国现代医学百年进步的标志，也必将对我国临床医学发展起到积极的推动作用。衷心希望《中国医学临床百家》丛书的出版取得圆满成功！

是为序。

作者简介
Author introduction

谭建国，北京大学口腔医（学）院教授，主任医师，博士研究生导师。中华口腔医学会继续教育部部长，第一届中华口腔医学会口腔美学专业委员会主任委员、第二届中华口腔医学会口腔美学专业委员会副主任委员。北京医师协会医疗美容专科医师分会常务理事。北京医学会医疗事故技术鉴定专家。美国固定修复学会（AAFP）会员。《中国口腔医学继续教育杂志》编委，《中国实用口腔科杂志》编委。

临床专注于口腔美学修复、粘接修复、牙齿重度磨耗的功能美学重建、牙周病的修复治疗等。科研方向为口腔美学、牙本质粘接、口腔修复生物力学、种植体软组织界面研究、全瓷材料应用等。致力于口腔美学、口腔修复学教学工作，设计并负责北京大学口腔医学院本科生和研究生《口腔美学》专业课和《口腔美学缺陷疾病的多学科融合诊断和治疗》专业课。设计并开展中华口腔医学会"一步一步"口腔临床实用技术规范化培训系列继续教育项目，在全国范围内进行牙齿美学修复等口腔临床实用技术的推广工作，特别是面向西部地区和中部地区的公益性继续教育活动。

刘明月，北京大学口腔医（学）院第一门诊部特诊科主治医师。2015年毕业于北京大学口腔医学院，获口腔修复学博士学位。临床专注于美学修复、种植修复及复杂病例的多学科综合治疗。科研专注于种植体软组织界面相关基础研究。主持国家自然科学基金青年基金和北京大学口腔医院青年基金等多项科研基金项目，以第一作者发表SCI收录论文多篇，参编美学修复专著2部。

杨洋，北京大学口腔医（学）院修复科主治医师。2014年毕业于北京大学口腔医学院，获口腔修复学博士学位。中华口腔医学会口腔美学专业委员会青年讲师，中华口腔医学会口腔修复专业委员会会员，Invisalign Go认证讲师。临床专注于前牙美学修复、多学科联合美学治疗等。主持多项科研基金，发表SCI收录论文10余篇，参编专著2部。曾荣获"北京大学医学部十佳住院医师"称号、中华口腔医学会口腔美学专业委员会优秀病例展评金奖。

前 言
Foreword

牙体缺损是口腔临床的常见病和多发病，严重影响患者牙齿的美观与功能。近年来，随着新理念、新材料、新技术的发展，如微创理念、全瓷材料、粘接技术、数字化设计和加工技术等，关于牙体缺损修复的修复体类型选择、修复体的固位设计、修复体的抗力设计、修复体的边缘设计等出现了一些新的变化，出现了许多与经典的口腔修复学不同的新名词、新概念、新设计、新操作等。而目前对于牙体缺损以上新的变化的认识和观点众说纷纭，甚至出现严重分歧，使年轻医师在对牙体缺损修复的学习理解和临床实践上出现了很多困惑，有的年轻医师甚至对经典的修复学理论产生了怀疑。

笔者自1994年博士毕业留在北京大学口腔医学院任教，一直从事口腔修复学特别是牙体缺损部分的教学工作，牙体缺损也是笔者和笔者团队临床工作和科研工作的重点。多年来，笔者和笔者团队一直参与设计和开展中华口腔医学会"一步一步"口腔临床实用技术规范化培训系列继续教育活动，其中牙体缺损修复是主要的教学培训内容。从自己的成长经历和多年的教学体会深深感到，"强基础、建体系"是每位年轻医师学习和成长过程中的重要指导方向。因此，本书从口腔修复学的基础理论、基本概念、基本技术出发，结合新材料、新技术的进展，归纳总结、分析解读目前牙体缺损美学修复中存在的困惑和争议。书中内容包括：牙体缺损的病因和修复方法、牙体缺损美学修复全瓷材料的选择、前牙牙体缺损修复体类型的选择、后牙牙体缺损修复体类型的选择、大面积牙体缺损修复体类型的选择等这些口腔临床工作中每天都会遇到的问题。本书关注的不仅是问题的答案，更力求描述对问题的思考——问题没有永远的标准答案，医学理念、技术始终都在发展，每个问题的答案会随之产生变化，但思考问题的方法和原则不会改变。望本书的出版，对年轻医师学习和掌握牙体缺损的美学修复有所助益。

由于笔者水平有限，书中观点为一家之言，难免挂一漏万，甚至存在偏颇，还望广大专家、同行批评斧正。

谭建国

目 录

Contents

牙体缺损的病因和修复方法

1. 牙体缺损的病因

牙体缺损是一种口腔临床常见病和多发病，指由于各种原因引起的牙体硬组织不同程度的外形和结构的破坏和异常，表现为牙体失去了正常的生理解剖外形，造成正常牙体形态、咬合及邻面接触关系的破坏。牙体缺损的病因主要包括龋病、牙齿磨耗、楔状缺损、牙外伤、发育异常等。

（1）龋病

龋病是一种以细菌为主要病原体、在多因素作用下造成的牙体硬组织脱矿和有机物分解的疾病，表现为牙体硬组织的变色、脱矿软化和龋洞形成，病变进一步发展可伴随牙髓充血、牙髓炎、牙髓坏死、根尖周炎、根尖周脓肿等。龋坏严重者，可造成牙冠部分或全部破坏，形成残冠或残根。目前龋病仍是牙体缺损最常见的病因。

（2）牙齿磨耗

目前，国际上常用"牙齿磨耗（tooth wear）"这一术语来综合描述由龋、急性创伤及发育因素之外的原因造成的牙齿硬组织丧失，即因机械摩擦或化学性酸的侵蚀而导致的牙齿硬组织进行性丧失。牙齿磨耗的病因复杂，主要可以分为机械性因素和化学性因素两大类。临床上牙齿磨耗的病例，有的是单一病因引起，有的则是多病因混合或交替导致。

机械性因素导致的牙齿磨耗是指不同物体对牙齿表面机械摩擦而导致的牙齿表面硬组织缺损。根据对牙齿产生机械摩擦的物体的不同，又可以分为磨耗（attrition）和磨损（abrasion）。磨耗是指在下颌的功能运动（咀嚼食物等）或副功能运动（夜磨牙、紧咬牙等）过程中上下颌牙齿与牙齿之间发生机械摩擦而导致的牙齿表面硬组织缺损，可分为生理性磨耗和病理性磨耗两类。磨损是指除牙齿以外的其他物体对牙齿表面机械摩擦而导致的牙齿表面硬组织缺损。常见的磨损原因包括咀嚼硬食习惯、不良刷牙习惯、咬硬物习惯等。机械性因素导致的牙齿磨耗多表现为牙冠咬合面的缺损。全牙列重度磨耗会影响口腔咀嚼功能和美观，还可能造成面部垂直距离降低，甚至引起颞下颌关节病。

化学性因素导致的牙齿磨耗又称酸蚀症（erosion）或牙酸蚀症（dental erosion），是指因酸性物质对牙齿硬组织（釉质和牙本质）中的羟基磷灰石的酸蚀脱矿而导致的牙齿表面硬组织缺损。根据对牙齿酸蚀脱矿的酸的来源可分为外源性酸蚀和内源性酸蚀。外源性酸蚀的酸包括饮食酸、酸性药物、职业相关酸性物质等。内源性酸蚀的酸来自体内的胃酸，由于神经性贪食症（bulimia nervosa）、胃食管反流病（gastroesophageal reflux disease，GERD）等疾病导致胃酸进入口腔，对牙齿硬组织造成酸蚀脱矿。主要表现为长期接触酸的牙面缺损呈刀削状的光滑表面或杯状凹陷形态。

（3）楔状缺损

楔状缺损又称牙颈部非龋性缺损（non-carious cervical lesion），常表现为前磨牙、第一磨牙或尖牙唇颊面的牙颈部硬组织逐渐丧失，形成由两个光滑斜面组成的楔形缺损。楔状缺损的病因包括磨损、酸蚀、应力等因素。常伴有牙本质敏感、牙龈退缩，严重者可出现牙髓暴露、牙髓炎甚至出现牙折。

（4）牙外伤

牙外伤是一种牙体组织的急性损伤，由于牙冠受到意外撞击或咬硬物引起牙齿折断。前牙牙外伤的发病率较高。牙外伤轻者表现为前牙切角或后牙牙尖局部小范围折裂，重者可出现整个牙冠折裂或冠根折断。失髓牙（即根管治疗后的牙）、隐裂牙等牙体自身强度下降，也可在正常咬合力下发生牙折。此类虽非严格意义上的牙外伤，但二者均属因外力作用导致的牙体组织急性缺损。

（5）发育异常

造成牙体缺损的发育异常是指在牙齿发育和形成过程中出现结构、形态异常。造成牙体缺损的常见牙结构发育异常包括釉质发育不全、牙本质发育不全、氟牙症和四环素牙等。牙齿的形态发育异常是指发育过程中牙冠形态的异常，常见的有过小牙、锥形牙等。

釉质发育不全轻症者牙冠呈白垩色或褐色斑，严重者可出现牙冠形态不完整。釉质钙化不良者的釉质硬度降低，表面粗糙且有色素沉着。氟牙症是指在牙发育期间，由于慢性氟中毒所致的牙体组织损害，牙冠表面出现白垩色或黄褐色斑块，重者出现釉质实质性缺损。四环素牙是指在牙齿发育、矿化期间，由于受到四环素族药物的影响造成牙齿的颜色和结构发生改变，牙冠呈灰褐色或青灰色，釉质透明度降低，失去光泽。严重者可出现牙冠发育不全。

2. 伤害牙齿的静默杀手——酸蚀症

酸蚀症（erosion）是指牙齿长期受到非细菌性酸的作用而发生脱矿，造成牙齿表面硬组织的缺损。主要表现为长期接触弱酸的牙面呈刀削状的光滑表面或边缘圆钝的杯状凹陷形态。酸蚀症可导致牙本质敏感、牙髓炎症、牙髓暴露，严重的酸蚀症还可能造成牙齿折断、牙齿早失及咬合关系紊乱等，对患者的咀嚼功能、面形美观和心理健康等方面都会产生不良影响。近年来，国内外大量的流行病学调查表明酸蚀症在人群中普遍存在，且发病率呈上升趋势。其中一项 2015 年的系统评价研究发现，在全球范围内，儿童和青少年人群恒牙酸蚀症患病率高达 30%。

（1）酸蚀症的病因

①外源性酸蚀

对牙齿酸蚀脱矿的酸来源于患者身体以外，包括饮料、食物、水果、药物、工作环境等。碳酸类饮料如可乐，其 pH 为 2.7。果汁中柠檬汁的 pH 为 1.8 ～ 2.4。酸性的饮料、水果、食物等长时间、高频度地接触牙齿表面，导致牙齿表面硬组织酸蚀脱矿，造成牙齿表面硬组织缺损。患者食用水果或饮用酸性饮料的习惯和方式的不同会导致酸蚀脱矿的牙齿和牙面的分布差异。有患者吸吮柠檬等含柠檬酸成分较高的水果，习惯咬切柠檬并将汁水吸出，前牙的唇舌面均受到酸的影响，可造成螺丝刀刃口样切牙。

②内源性酸蚀

对牙齿酸蚀脱矿的酸来源于患者身体内部的胃液。胃液的 pH 为 1.6 ～ 1.9，对牙齿硬组织具有很强的酸蚀脱矿能力。同时胃蛋白酶等消化酶、胆汁酸等也会对酸蚀症的进展产生影响。引起胃液进入口腔内对牙齿造成酸蚀脱矿的疾病主要有以下两种：

A. 神经性贪食症

神经性贪食症是患者由于心理原因在饮食后自我催吐，混有胃液的呕吐物进入口腔内，接触牙齿表面，对牙齿硬组织造成酸蚀脱矿。由于患者在呕吐时的特定体位，神经性贪食症导致的牙齿磨耗主要发生于上前牙的舌侧，或者累及上颌前磨牙的舌面。

B. 胃食管反流病

胃食管反流病是由于消化系统疾病导致胃液反流至口腔内，胃酸对牙齿硬组织造成酸蚀脱矿。胃食管反流病导致的牙齿磨耗主要发生于上颌后牙舌面及下颌后牙殆面。患者在夜间睡眠时胃液反流最为严重，平躺时反流物易突破食道上括约肌进入口腔。此外，睡眠时唾液分泌量减少，对胃酸的缓冲能力下降。由于睡姿、体位的不同，造成牙齿酸蚀脱矿的部位和程度在牙弓左右两侧常不对称。

（2）酸蚀症的临床表现

早期牙齿光滑表面可见轻度脱矿现象：前牙和后牙部分唇颊侧牙面呈丝绸样光泽或暗淡无光泽，后牙殆面出现典型的边缘圆钝的小凹陷。随着疾病进展，釉质丧失、牙本质受累，表现出形态各异的牙体硬组织缺损：后牙牙尖和窝沟可见边缘圆钝的杯口状或弹坑状病损；前牙唇面靠近颈缘处有时可见围绕大面积病损的领圈状釉质边缘凸起；有时可见充填物高于周围牙表面，呈银汞岛样或树脂岛样。患者多伴随牙本质敏感。

酸蚀症导致的牙齿磨耗经常发生在没有咬合接触的区域，如颊舌侧。发生缺损的部位可能与对颌牙无接触。此外，如前所述，不同致病因素导致的酸蚀症病损的分布位置不同。

（3）酸蚀症的临床诊断

对酸蚀症及其严重程度进行诊断，是进行有针对性的治疗的前提。临床上可结合病史和口腔检查两方面对酸蚀症进行诊断。首先要注意询问患者有无经常饮用酸性饮料、进食酸性食物及呕吐、反酸等病史。此外还要结合口腔检查，评估病损出现的位置、外观和深度等。

目前有多种用于评价酸蚀症的指数，但由于牙齿本身结构的复杂性和致病因素的多样性，尚无一种评估标准能对病损的位置、范围、牙体组织丧失程度提供全面的定量评价，同时完全满足临床检查、疾病监控和流行病学的需求。几种常见的酸蚀症评价指数的比较见表 1。

表 1　常见的酸蚀症指数

指数名称	针对人群	诊断标准	特点
TWI. Smith BG，Knight JK，1984	成年人	范围＋深度	对所有牙的 4 个面进行评分；统计量大，未考虑病因

续表

指数名称	针对人群	诊断标准	特点
O'Sullivan. O'Sullivan EA，2000	儿童	范围 + 深度	细化、全面；只针对儿童中切牙、侧切牙和第一恒磨牙
van Rijikom. van Rijikom，2002	儿童、成年人	范围 + 深度	可发现早期病损；未考虑病因
BEWE. Bartlett D，2007	儿童、成年人	范围	分区域对病损进行总体评价，避免过高估计酸蚀症
ACE. Vailati F，2010	成年人	深度	用于发现上颌前牙区的早期病损

注：TWI，牙齿磨耗指数（tooth wear index，TWI）；BEWE，基础酸蚀检查指数（basic erosive wear examination，BEWE）；ACE，前牙酸蚀症临床分型（anterior clinical erosive classification，ACE）。

（4）酸蚀症的治疗

酸蚀症的治疗应遵循以下 3 个原则：①控制病因，减少或消除牙齿硬组织在内源性或外源性酸中的暴露是酸蚀症牙齿治疗的关键环节；②微创治疗，在符合适应证的前提下尽可能选择保守、微创的治疗方法，尽量减少牙体组织磨除量，保留更多的健康牙体组织；③定期随访，保证治疗的远期效果。

酸蚀症患牙的治疗应依据牙齿硬组织的缺失量、患者的主诉、口腔卫生维护情况和经济、心理等因素，有针对性地选择脱敏治疗、直接树脂粘接修复或间接修复等治疗方法。治疗过程应尽量微创，给未来进行再修复保留更多选择的机会。

对于牙齿磨耗严重，特别是全牙列重度磨耗的患者，其口腔美学和功能都受到严重影响，常常需要进行美学和功能的重建。其治疗过程复杂，通常涉及修复、牙周、正畸、颞下颌关节等多学科的交叉。综合国内外相关研究，结合临床实践，笔者提出牙列重度磨耗功能美学重建的八步法序列治疗，在患者心理和颞下颌关节检查和评估的基础上，按照以下程序完成牙列重度磨耗的修复重建：①磨耗病因的诊断；②多学科治疗设计；③美学重建设计；④咬合重建设计；⑤诊断性临时修复；⑥美学和咬合的复制转移；⑦修复体类型和材料的选择；⑧最终修复完成。

3. 伤害牙齿的午夜杀手——磨牙症

磨牙症指咀嚼肌不自主地强力收缩而使上下颌牙齿在非功能状态下紧咬或磨动的重复性的下颌肌肉活动，可以发生在睡眠期间（睡眠期磨牙症）或清醒期间（清醒期磨牙症），是造成牙齿病理性磨耗的主要原因。磨牙症导致上下颌牙齿之间咬合接触的时间、频率和咬合力明显大于正常生理状态，可对牙齿硬组织、牙周组织、咀嚼肌和颞下颌关节等造成损害。其在成年人中的患病率范围为 8% ～ 31%，根据研究人群和诊断方法的差异而有所不同。

（1）磨牙症的病因

磨牙症的病因至今尚无确切结论，目前普遍认为是由多因素协同致病。多数研究认为其发生与社会心理因素及咬合因素相关。

此外，神经化学因素、遗传因素、咀嚼系统因素、局部刺激因素（如牙周炎）等也与磨牙症有一定的相关性。

（2）磨牙症的临床表现

临床上磨牙症最常见的表现是牙齿的病理性磨耗，即患者表现出与年龄不相符的进展性牙齿磨耗，牙齿的咬合面出现边缘尖锐的闪亮平面。在正常行使功能时，牙齿 24 小时发生咬合接触的总时间约为 17.5 分钟、咀嚼时 力为 10 ～ 20 千克，而磨牙症患者牙齿接触时间达到 30 分钟～ 3 小时、咀嚼时 力可高达 100 千克。因此，磨牙症通常给患者的牙体、牙周、咀嚼肌和颞下颌关节组织造成过大的负荷。临床上通常表现为牙齿磨耗、楔状缺损、牙齿松动移位、牙龈退缩、牙槽骨增生、修复体破损等。由于牙尖磨平、牙冠变短，磨牙症患者可能出现咬合垂直距离降低，面下 1/3 缩短。部分患者还会出现睡眠不佳、情绪低落、抑郁等精神心理问题。

（3）磨牙症的诊断

目前磨牙症的检出方法包括问卷调查法（病史询问）、临床检查法、肌电图记录法和多导睡眠描记法，以上方法各有优缺点，其中多导睡眠描记法是诊断睡眠期磨牙症的"金标准"。2013 年的磨牙症国际专家共识建议使用分级诊断系统来诊断清醒期磨牙症和睡眠期磨牙症，按照诊断的可信度由低到高依次分为"可能"（病史），"很可能"（病史和临床检查）和"肯定"（病史、临床检查、肌电图记录法和多导睡眠描记法）3 个等级。

（4）磨牙症的鉴别诊断

磨牙症等机械性因素造成的牙齿磨耗，需要与化学性因素（酸蚀症）造成的牙齿磨耗进行病因的鉴别诊断。

病史是磨耗病因诊断的重要环节。如果通过病史采集确定患者有夜磨牙或紧咬牙病史，则提示机械性因素可能是牙齿磨耗的主要病因。如果经病史采集发现患者喜食酸性食物或有胃食管反流病等病史，则提示化学性因素可能是牙齿磨耗的主要病因。因此，病史可以为牙齿磨耗的病因诊断提供非常重要的信息和依据。

除了病史采集，对牙齿磨耗病因的鉴别诊断还要结合口腔检查，特别是牙齿表面磨耗特征的检查。区分牙齿磨耗是机械性的磨耗还是化学性的酸蚀症，主要根据牙齿磨耗发生的部位、磨耗面外观特征、上下颌相对牙齿的磨耗量对比和上下颌相对牙齿的磨耗面有无咬合接触 4 个因素，笔者课题组结合国内外学者的研究将其总结为 LAAC 原则：

①磨耗发生的部位（location）

机械性磨耗是上下牙列相对牙齿之间发生机械摩擦而导致，因此磨耗主要发生在牙齿的咬合面。而酸蚀症导致的牙齿磨耗不一定在牙齿的咬合面，也可以发生于没有咬合接触的牙齿唇颊面或舌腭面。

②磨耗面外观特征（appearance）

机械性磨耗形成的磨耗面边缘尖锐、表面光滑闪亮。而酸蚀症导致的磨耗面边缘圆钝，多呈杯状凹陷。

③上下颌相对牙齿的磨耗量对比（amount）

机械性磨耗上下颌相对牙齿牙面的磨耗量基本一致。而酸蚀症导致的牙齿磨耗上下颌相对牙齿牙面的磨耗量可以完全不同，甚至单颌有严重的磨耗而对颌完全没有磨耗。

④上下颌相对牙齿的磨耗面有无有咬合接触（contact）

机械性磨耗上下颌相对牙齿的磨耗面之间一定有咬合接触。而酸蚀症所导致的牙齿磨耗，其上下颌相对牙齿的磨耗面之间可能没有咬合接触。

临床上牙齿磨耗的病因往往是多因素的，有的病例是一种因素为主、另一种因素为辅，有的病例是两种因素交替出现、相互协同。如牙齿表面硬组织首先受到酸的侵蚀发生脱矿变软，这时再受到机械摩擦会明显加重牙齿硬组织的丧失，有学者提出的酸蚀性牙齿磨耗的概念就是指这类现象。

（5）磨牙症的治疗

由于磨牙症病因的复杂性和不确定性，目前尚无公认的能够根治磨牙症的特异性治疗方法。常用的治疗手段包括心理治疗、咬合治疗、肌肉松弛和药物治疗。其中咬合治疗包括通过系统化调𬌗、修复或正畸的方式建立生理性的咬合。当磨牙症造成牙列重度磨耗，严重影响美观和功能时，同样需要通过修复或结合其他学科进行美学和功能的重建。

4. 伤害牙齿的摩擦杀手——嚼槟榔

牙齿磨损患者一般有某种特殊的生活习惯或工作习惯，如喜食硬食、不正确的刷牙方式、叼烟斗、咬指甲、咬铅笔等。长时间的不良习惯，硬食、牙刷、牙膏、烟斗、铅笔、指甲等会对牙齿表面过度机械摩擦，导致牙齿表面硬组织缺损。

嚼槟榔是造成牙齿磨损的常见原因之一。槟榔是棕榈科槟榔树的果实，可鲜食或加工后食用。槟榔果实中释放的槟榔碱可使神经兴奋，产生"提神醒脑"的效果，因此，槟榔是继烟草、酒精和含咖啡因饮料之后排名第四的精神依赖性物质。文献报道全球大约有数亿嚼槟郎人群。槟榔果实经过一段时间的咀嚼后变成槟榔纤维，槟榔纤维对口腔黏膜有严重的刺激性，口腔癌、口腔黏膜下纤维性变、口腔白斑等软组织病变的发生均与嚼槟榔习惯密切相关。此外，槟榔对牙齿𬌗面产生较大的机械性摩擦作用，长期嚼槟榔会导致𬌗面渐进性缺损。

（1）嚼槟榔导致牙齿磨损的原因

①粗糙度大

槟榔纤维粗糙、硬度较大，且槟榔中富含粗颗粒添加剂，咀嚼坚硬且粗糙的槟榔会造成牙齿的快速过度磨损。

②与牙齿摩擦时间长

槟榔具有成瘾性，嚼槟榔时上下颌牙齿之间及槟榔与牙齿殆面之间产生较大的机械摩擦力。正常人每天在咀嚼和吞咽时上下颌牙齿接触时间约为 17.5 分钟，嚼槟榔者其牙齿接触时间远高于正常值，且牙齿接触时间随咀嚼量的增大而增加，长期、反复咀嚼会导致殆面严重磨损。

③化学成分影响

槟榔中的某些化学成分可能会造成釉质结构的破坏，使牙齿表面变得粗糙，从而易于被磨损。

④咀嚼系统平衡被破坏

长期嚼槟榔造成咀嚼肌发达，肌力增大，且由于牙齿磨损程度的加重，使牙周组织负担加重，为建立新的咬合平衡，牙齿磨损反应性加重。

（2）嚼槟榔相关牙齿磨损的临床表现

长期、反复咀嚼槟榔造成的牙体硬组织磨损在临床上十分常见。患者的后牙殆面出现不同程度的磨损，而前牙通常无明显磨损，这与磨牙症的表现不同。后牙牙冠变短，工作尖磨平，非工作尖高陡，以上下颌第一磨牙、第二磨牙最为明显。若大量牙本质丧失、发生髓腔暴露，可引起牙髓病和根尖周病。磨损进一步发展，牙冠明显变短甚至呈残根状。由于槟榔粗纤维及添加剂颗粒不断磨损牙面，嚼槟榔患者大多存在中到重度的牙齿磨损。咀嚼时间越长、频率越高，磨损越严重。此外，由于殆面解剖结构发生变化，溢出沟消失、边缘嵴变低平或牙尖磨损不均匀、邻面接触点丧失，导致易发生食物嵌塞。嚼槟榔患者中，男性的牙齿磨损程度明显大于女性，可能与不同性别之间的饮食习惯和咬合力大小的差异有关。

5. 牙体缺损的修复体类型

　　较小的牙体缺损可采用树脂直接充填的方法进行治疗。充填法操作程序简单，可在口内直接完成，牙体预备量少，有利于保存剩余的牙体组织。但出于固位、抗力和美观等因素的考虑，以下情况应采用间接修复的方法进行治疗：①牙体缺损过大，充填材料无法获得足够的固位；②剩余牙体薄弱，充填材料不能为患牙提供足够的保护，而且由于充填材料自身性能所限，难以承受咀嚼力而易发生变形和断裂；③由于变色等原因需改善牙齿外观，且对美观要求高者。

　　牙体缺损的间接修复方法中，前牙和后牙主要采用的修复体类型有所不同。前牙牙体缺损的修复体类型主要包括贴面、全冠和桩核冠。而后牙牙体缺损的修复体类型较前牙复杂，根据牙体缺损的大小、修复体覆盖牙冠的范围、修复体的固位特点和抗力特点，后牙牙体缺损的修复体可分为 7 种基本类型：全冠、桩核冠、嵌体、高嵌体、嵌体冠、部分冠和殆贴面（图 1）。其中，只有𬌗贴面是一种新的修复体类型，其余 6 种均为传统的修复体类型。而近年来，由于全瓷材料、粘接技术和数字化技术的发展，嵌体、高嵌体和嵌体冠这些传统的修复方式越来越多地被讨论和应用。下面对各类型修复体逐一叙述：

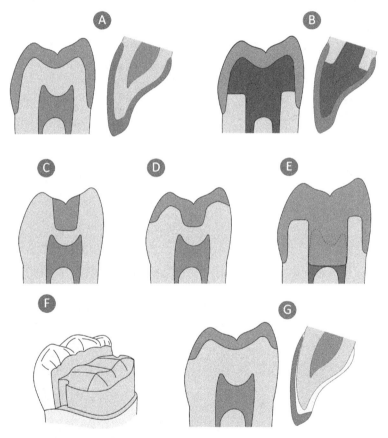

A. 全冠；B. 桩核冠；C. 嵌体；D. 高嵌体；E. 嵌体冠；F. 部分冠；G. 𬌗贴面、贴面。

图 1　牙体缺损修复体类型（彩图见彩插 1）

（1）贴面

贴面（veneer）常用于前牙或前磨牙。经典的前牙贴面主要覆盖牙冠的唇面和切缘，依靠粘接固位，用以改善牙齿的美观。随着粘接技术和全瓷材料的发展，贴面的适应证不断扩大，已经成为前牙区美学修复重要的修复体类型。

（2）全冠

全冠（complete crown）是覆盖全部牙冠表面的修复体，是牙体缺损中最经典的修复体类型。全冠以机械固位为主、粘接固位为辅，主要固位形为冠外固位，也可增加沟固位形、洞固位形等辅助固位形。全冠固位力最好，保护所修复牙齿、防止牙冠劈裂的能力最强。

（3）部分冠

部分冠（partial-coverage crown）是覆盖部分牙冠表面的修复体。传统的后牙 3/4 冠为金属铸造而成，没有覆盖后牙的颊面，以避免影响美观。现在临床常用的全瓷修复体，如果所修复牙齿的某轴面完整无缺损，为减少牙体组织磨除，也可暴露该轴面、不为修复体覆盖，形成部分冠。

（4）嵌体

嵌体（inlay）是一种嵌入牙体内部，用以恢复牙体缺损患牙的形态和功能的修复体。嵌体的固位方式主要是洞固位形提供的冠内机械固位，结合粘接固位。由于嵌体位于牙体内部，受力时将应力传导至洞固位形的洞壁，在剩余牙体组织内部产生有害的拉应力，增加了牙齿劈裂的可能性。因此，嵌体是一种可以修复缺损的牙体组织而不能为剩余牙体组织提供明显保护的修复体类型。

（5）高嵌体

高嵌体（onlay）一般由嵌体演化而来，是覆盖后牙部分或全部牙尖的修复体。高嵌体的固位方式主要是洞固位形提供的冠内机械固位，辅以覆盖殆面和部分牙尖外斜面形成的冠外机械固位，结合粘接固位。由于高嵌体覆盖后牙殆面，可以减少修复体受力后在剩余牙体组织内产生的有害的拉应力，降低牙齿劈裂的可能性。但高嵌体的冠内固位形（洞固位形）在提供固位的同时仍然会对洞壁产生有害的拉应力。

（6）殆贴面

经典的殆贴面（occlusal veneer）是一种覆盖后牙殆面，无明显洞固位形等机械固位形，主要通过粘接固位的修复体。为了获得理想的粘接固位，要求殆面有尽量多的釉质保存量。随着微创理念、全瓷材料和粘接技术的发展，后牙殆贴面的适应证也在逐渐扩大。

有学者将覆盖后牙全部牙尖的修复体称为 overlay。其最初是从高嵌体演变而来，由于粘接技术的提高，overlay 不再强调必须制备洞固位形来提供机械固位，而是主要依靠粘接固位。由于没有明显的冠内固位形，因此其对剩余牙体组织几乎不会产生有害的拉应力，覆盖全部牙尖的形式也可增强剩余牙体组织的抗力。overlay 的形式多样，出于满足美观、增加釉质粘接面积等因素的考虑，可延伸包绕至颊舌轴壁，类似部分冠的外形，也可单纯覆盖后牙𬌗面完全依靠粘接，类似𬌗贴面。因此，overlay 可以说是综合了高嵌体、部分冠、𬌗贴面 3 种修复体特点的修复体类型的统称，其更加强调粘接固位。但实质上，overlay 在修复体覆盖牙冠的范围、固位特性、抗力特性等方面并没有区别于高嵌体、部分冠和𬌗贴面的独有特性。因此，本书中没有将其作为一个新的修复体类型。

（7）桩核冠

桩核冠（post-and-core crown）是大面积牙体缺损的常用修复方法。当牙冠剩余牙体硬组织量很少，单独使用全冠修复无法获得良好的固位时，可以利用插入根管的桩增加固位。

按照功能的不同可以把桩核冠分为 3 个组成部分：①桩：插入根管内的部分，利用摩擦力和粘接力与根管内壁之间获得固位，进而为核和最终的全冠提供固位；②核：固定于桩之上，与牙冠剩余的牙体硬组织一起形成最终的全冠预备体，为最终的全冠提供固位；③冠：位于核与剩余牙体组织形成的预备体之上，恢复牙齿的形态和功能。

（8）嵌体冠

嵌体冠（endocrown）或称髓腔固位冠。一般用于牙冠 he 龈高度过低、已经完成根管治疗的后牙。由于牙冠 he 龈高度过低，无法获得理想的冠外固位，修复体可进入髓腔，利用髓腔形成的洞固位形辅助固位或作为主要固位形。嵌体冠一般包绕牙冠的4个轴面，形成一定的冠外固位形。但当牙颈部剩余牙体组织较为薄弱时，如果包绕轴面则导致牙颈部剩余牙体组织抗力不足，这时嵌体冠边缘也可设计为端端相接，近似于进入髓腔的高嵌体。

6. 机械固位？还是粘接固位？

固位是指在预备体上就位良好的修复体，能够固定于其上，并在口腔内行使各种功能时能抵抗各种作用力而不发生移位和脱落的特性。修复体的固位力来源主要包括机械固位和粘接固位两种。

（1）机械固位

要满足机械固位，良好的固位形必不可少。机械固位的固位形可分为冠外固位和冠内固位两大类：冠外固位修复体包绕牙冠轴面，冠内固位修复体进入牙冠内部。

（2）粘接固位

粘接固位的固位力主要来源于粘接力，而粘接力的大小主要取决于粘接基质和粘接面积。要获得良好的粘接力，要尽可能地增加粘接面积。牙体组织的粘接基质主要有釉质和牙本质两类。与牙本质相比，釉质的粘接界面有以下优点：

①釉质能够提供更加可靠的粘接

釉质的矿化程度非常高，无机成分占总质量的 95%，水和有机物很少。釉质表面经过磷酸酸蚀后，形成类似蜂窝状结构的微孔层，促使粘接剂渗入，形成树脂突，从而获得微机械固位，其剪切粘接强度可达 20 MPa 以上，而且粘接的耐久性非常好。牙本质富含水分和有机物，粘接界面结构较为复杂，容易受到各种因素的影响而出现不稳定的现象。近年来，随着粘接技术的发展，现有的牙本质粘接剂已经能够达到较好的即刻粘接强度，但牙本质粘接界面的长期稳定性仍是制约粘接修复体使用寿命的一个重要因素。此外，临床中面临的粘接基质常常不是健康牙本质，而是由于增龄、龋病、磨耗等原因形成的硬化牙本质、龋影响牙本质、酸蚀牙本质等病理性牙本质，这些特殊牙本质的粘接更是临床工作中的难点。

②釉质可以为修复体提供坚硬的支持

釉质的弹性模量约为 84.1 GPa，远高于牙本质（约 18.6 GPa），与玻璃陶瓷的弹性模量（60 ~ 70 GPa）更加接近。如果粘接基质是弹性模量较低的牙本质，而修复材料是弹性模量较高的瓷材料，当牙齿受力时，弹性模量低的牙本质形变量高，而弹性模量高的修复体形变量低，这时可能会出现两种问题：一种是修复体的脱粘接；另一种是由于瓷强度的不足而造成修复体的折裂。相反，如果修复体牢固地粘接在坚硬的釉质表面，就会与牙齿形成整体结构，釉质能够为修复体提供坚硬的支持，修复体的强度从而得以提高。

综合以上因素，与牙本质相比，釉质是更为理想的粘接界面。釉质的保存与修复体的固位和抗力都有很大的关系。因此，对于主要依靠粘接固位的修复体来说，预备体表面要尽可能多地保留釉质。

根据固位力的来源，可将不同的修复体类型进一步归类为粘接固位修复体和机械固位修复体两大类。前者主要依靠粘接进行固位，如前牙的贴面、后牙的𬌗贴面，预备体表面要保留尽可能多的釉质。后者以机械固位为主、粘接固位为辅，如全冠、部分冠、嵌体、高嵌体、嵌体冠和桩核冠等，在牙体预备时一定要制备良好的机械固位形，然后再通过粘接辅助固位。

修复体的固位中机械固位是基础，临床上在不过多磨除健康牙体组织的前提下应尽可能地预备良好的机械固位形。而随着粘接技术的发展，粘接力在固位中起到的作用逐渐增强。当粘接力足够强大时，可以适当降低机械固位形的要求，如暴露部分牙面、修复体龈边缘位于龈上或轴面外形高点之上等。但仍要注意决定粘接固位的关键因素——釉质的保存，釉质是理想的粘接界面，为了获得理想的粘接力，粘接面的釉质越多越好。

7. 冠外固位？还是冠内固位？

机械固位是修复体一种十分重要的固位方式。为获得理想的机械固位，预备体需要有良好的固位形。固位形是指牙体预备体的特定形态，保证在其上就位良好的修复体，在口腔内行使各种功能时，能抵抗各种作用力而不发生脱落和移位。机械固位的固位形可分为包绕预备体表面的冠外固位和进入牙体内部的冠内固位两大类。这两种固位形不仅与修复体的固位有关，还会影响牙体组织的抗力。

（1）冠外固位

冠外固位是一种包绕式固位，修复体覆盖预备体的轴面，形成机械固位。冠外固位的修复体包括全冠、部分冠等，其中最典型的是全冠。要满足全冠的冠外固位，应达到什么条件呢？机械固位的固位力主要来源于摩擦力和约束力，为了提高全冠的机械固位，应主要从两方面入手来形成良好的冠外固位形：①尽可能地增加预备体的𬌗龈高度。𬌗龈高度越大，预备体能够抵抗修复体旋转脱位的约束力就越大。②预备体的各相对轴面应尽可能平行，相对轴面聚合度应尽量小（理论上不超过 6°）。聚合度越小，对修复体脱位的约束力越大，修复体与预备体之间的摩擦力也越大。

（2）冠内固位

冠内固位是一种嵌入式固位，修复体嵌入牙体组织内部，利用洞固位形等形成机械固位。冠内固位的修复体包括嵌体、高嵌体、嵌体冠和桩核，其中最典型的是嵌体。桩核严格意义上属于根内固位，但它和冠内固位修复体的固位特性大致相同。要满足冠内固位，一方面，洞固位形洞深至少 2 mm，洞越深固位越好，但注意不能过深，否则会造成牙髓的损伤和牙体组织抗力的下降。另一方面，相对的洞壁应尽可能平行，瓷嵌体和树脂嵌体一般相对轴壁保持殆向外展 12°～15°。

从抗力的角度分析，当冠内固位和冠外固位的修复体受到侧向力时，牙齿内部的应力分布会有何特点呢？冠内固位的修复体嵌入牙体组织内部，在提供固位力的同时，进入牙体内部的修复体结构（如进入嵌体和高嵌体洞固位形、嵌体冠髓腔洞固位形内的修复体结构）不可避免地会对牙体组织产生有害的拉应力，而釉质和牙本质的力学特征是抗压而不抗拉，过大的拉应力会增加牙齿劈裂的风险。而冠外固位的修复体在提供固位的同时，对牙体组织产生的全部是有利的压应力，而没有有害的拉应力，能够有效地保护剩余牙体组织，防止牙冠劈裂。其中，全冠包绕了殆面和所有的轴面，是防止后牙劈裂最有效的修复体类型。

牙体缺损美学修复全瓷材料的选择

用于牙体缺损修复的材料种类繁多，分类方法也很多。临床医师在选择牙体缺损的修复材料时可能有诸多困惑。牙体缺损的修复材料包括树脂、合金、烤瓷熔附金属和全瓷材料等。其中全瓷材料由于优越的美学性能、力学性能和生物相容性已经成为口腔临床最为常用的修复材料。以下内容将从临床应用出发，针对全瓷修复材料选择的热点问题进行阐述，帮助口腔医师根据具体病例正确地选择最适合的全瓷修复材料。

8. 全瓷材料的分类

全瓷材料根据化学组成和微观结构可分为3类：玻璃基陶瓷、多晶陶瓷、树脂基陶瓷。3种类型的全瓷材料各具特性，有助于临床医师根据不同病例选择正确的全瓷材料。

（1）玻璃基陶瓷（glass-matrix ceramics）

玻璃基陶瓷以玻璃相为主，或在玻璃相中添加或生长白榴石、二硅酸锂等晶体。由于组成成分含有玻璃相，材料半透明性良好。因此，玻璃基陶瓷材料最大的优势在于美观，适合美观要求高的牙齿修复。

目前口腔临床应用的玻璃基陶瓷材料主要有长石质瓷和玻璃陶瓷两大类。

长石质瓷是最早应用的牙科陶瓷材料，由高岭土、石英和天然长石组成，以玻璃成分为主，具有良好的半透明性等美学性能，但是力学强度较低。长石质瓷常用于制作前牙烤瓷贴面及双层结构全瓷冠的高强度内冠表面的饰瓷。

玻璃陶瓷是在玻璃相中添加或生长白榴石、二硅酸锂等晶体，材料的机械性能明显增加，同时具有良好的半透明性等美学性能。玻璃陶瓷临床应用适应证较为广泛，常用于制作美学要求较高的修复体，如前牙和前磨牙的全瓷冠、贴面等，也可以用于制作后牙嵌体、高嵌体、嵌体冠、殆贴面等。

（2）多晶陶瓷（polycrystalline ceramics）

多晶陶瓷主要组成为晶体相结构，不含玻璃相成分。由于此类材料由致密的晶体组成，其最大特点是强度高，机械性能优异，适用于强度要求高的后牙的修复。

多晶陶瓷含有的晶体相成分主要分为氧化铝和氧化锆两大类。目前临床常用的是氧化钇部分稳定的四方相氧化锆陶瓷。氧化锆陶瓷可以分为传统氧化锆和高透氧化锆两大类。传统氧化锆具有优异的力学性能，但半透明度低、美观性较差，可用于制作单层结构的磨牙氧化锆全冠，或用于制作双层结构全瓷冠的氧化锆内冠。高透氧化锆通过改变晶相结构、晶体颗粒、烧结温度等方法提高其半透明性，力学强度有一定下降，但仍高于目前临床应用的玻璃陶瓷。高透氧化锆可用于制作美学要求较高的前磨牙甚至前牙的单层结构氧化锆全冠，为了提高美观程度，也可以在表面添加薄层饰瓷。

（3）树脂基陶瓷（resin-matrix ceramics）

树脂基陶瓷是树脂材料和无机材料的混合体，由于含有树脂材料，其最大的特点是弹性模量低，近似于牙本质。

树脂基陶瓷目前主要有两类：一类是树脂基质中加入改良的无机填料；另一类是陶瓷网络结构中加入树脂材料。树脂基陶瓷一般采用计算机辅助设计与制作（computer-aided design/computer-aided manufacturing，CAD/CAM）技术加工制作。严格意义上的树脂基陶瓷不是陶瓷，但由于其力学性能和美学性能与陶瓷材料类似，临床适应证也与部分陶瓷材料类似，因此也归类于全瓷修复材料。树脂基陶瓷具有与复合树脂及牙本质近似的弹性模量，在制作后牙嵌体等冠内固位修复体时能够降低牙齿劈裂的风险，更有利于剩余牙体组织的保护。

9. 全瓷材料的加工方法

（1）常规粉浆涂塑技术

粉浆涂塑技术也就是常言的"烤瓷"技术。将瓷粉（长石质瓷）用蒸馏水调拌成粉浆，涂塑在铂箔基底、耐火代型材料或者氧化锆等制作的内冠上，经过高温烧结制成全瓷修复体。粉浆涂塑技术临床上常应用于制作双层结构全瓷冠的饰面瓷，如氧化锆内冠表面加饰瓷制作的双层结构全瓷冠。由于内冠的透明性低，需要较厚的饰瓷来提高美观效果。对于玻璃陶瓷等材料制作的单层结构全瓷冠，为了获得更好的美观效果，也可以在唇侧和切端添加薄层的长石质饰瓷。近年来，随着单层结构全瓷修复体应用的增多，使用粉浆涂塑技术制作饰瓷的情况呈减少的趋势。而粉浆涂塑技术的另外一个应用是制作烤瓷贴面。烤瓷贴面可以获得非常好的透明度、层次感等美观效果，贴面的厚度可以做得很薄，但对技师的加工技术要求较高。

（2）热压铸技术

热压铸也就是临床俗称的"铸瓷"。热压铸技术常用于玻璃陶瓷修复体的加工制作。具体加工方法为：常规制作修复体蜡型，包埋后焙烧失蜡形成铸模腔，在一定温度和压力下将软化的瓷材料压铸到铸模腔中，形成全瓷修复体，然后再上色或添加饰瓷材料。与烧结法相比，热压铸技术降低了全瓷孔隙率，提高了强度，具有较好的修复体边缘精度。

（3）CAD/CAM 技术

用于全瓷材料修复加工的 CAD/CAM 系统包括扫描仪、修复体设计软件、高精度数控加工设备等。通过扫描仪将所修复牙齿的预备体及相关组织的形态形成数字模型，然后通过修复体设计软件设计出最终修复体或全瓷修复体的基底内冠形态，最后通过高精度数控加工设备加工成型。目前，多数的 CAD/CAM 系统以预成的可切削陶瓷为加工对象。玻璃基陶瓷、多晶陶瓷、树脂基陶瓷等不同化学组成和微观结构的全瓷材料均可通过 CAD/CAM 技术进行加工制作。

以上 3 种全瓷修复的加工方法中，常规粉浆涂塑技术和热压铸技术是传统的全瓷修复体制作方法，采用传统方法制作的修复体的质量与技师的加工技术有很大关系。CAD/CAM 这种数字化的修复体制作技术减少了操作工序、缩短了加工时间、降低了人工成本、避免了人工制作带来的工艺误差，已成为全瓷修复领域最具潜力的发展方向之一，具有广阔的应用前景。

10. 全瓷冠：单层结构？还是双层结构？

（1）全瓷修复体结构

全瓷修复体按照结构的不同可以分为单层全瓷修复体和双层全瓷修复体两大类。

①单层全瓷修复体

整个全瓷修复体由一种全瓷材料或一类全瓷材料组成，包括长石质瓷或玻璃陶瓷制作的贴面、前牙和前磨牙的全解剖玻璃陶瓷全冠、前磨牙甚至前牙的高透氧化锆全冠、后牙全解剖氧化锆全冠等，还包括在前牙和前磨牙的玻璃陶瓷全冠（或贴面）唇颊面添加少量长石质饰瓷的全瓷修复体。

单层修复体结构相对简单，需要的牙体预备量相对较少。修复体不存在内冠和饰瓷的界面，机械强度相对较高。而主要依靠粘接固位的单层全瓷修复体，如玻璃基陶瓷贴面，需要通过粘接达到最大强度，修复体的强度由材料本身和粘接共同决定。单层全瓷修复体由于从内到外都是同一种材料，在遮色和半透明性之间不易获得平衡。例如当所修复牙齿变色时，若使用半透明性好的材料，其遮色能力较弱，则需要增加材料的厚度来提高遮色的效果。相反，若使用遮色能力强的材料，单层的结构则很难达到与天然牙半透明性匹配的美学效果。

目前全瓷材料的发展越来越倾向于对美观和强度进行兼容，

所以单层修复体的应用越来越广泛。对于美观要求不高的磨牙，全瓷冠修复首选强度高的单层结构氧化锆全冠。对于美观要求高的前牙，如果所修复的牙齿颜色正常，不需要遮色，全冠修复可选择玻璃陶瓷制作的单层修复体，为了美观，切端和唇面可以添加薄层饰瓷。也可以使用高透氧化锆制作单层结构的全瓷冠，并结合外染色来获得良好的美观效果。

②双层全瓷修复体

全瓷修复体由两个结构组成：提供强度的内冠和提供美观的饰瓷。与烤瓷熔附金属冠相似，常用的双层全瓷修复体有使用高强度的氧化锆制作内冠、使用美学性能良好的长石质瓷制作饰瓷的双层氧化锆全瓷冠，临床上常用于前牙重度变色牙齿和内为金属桩核牙齿的修复。

双层修复体有内冠和饰瓷双层结构，备牙量一般高于单层修复体。内冠有良好的遮色能力，再通过饰瓷来实现良好的半透明性。高强度的内冠减少了对粘接的依赖，修复体的强度取决于饰瓷及二者的结合强度，临床上有时会出现饰瓷崩瓷现象。

（2）全瓷冠的材料选择——修复体结构的考量

①前牙全瓷冠的材料选择

前牙美观要求高、咬合力低，一般倾向选择半透明性高、美学性能良好的全瓷材料。对于单层结构的前牙全瓷冠，目前临床上使用最多的材料是玻璃陶瓷，表面可以添加饰瓷来获得更好的美观效果。也可以使用高透氧化锆和树脂基陶瓷制作单层的全冠，同时可以结合外染色来获得与邻牙更为匹配的美观效果。当前牙为四环素牙、氟牙症等重度变色牙，需要改变牙齿颜色时，可考虑设计双层结构的全瓷修复体。通常使用强度高的传统氧化锆制作内冠提供强度和遮色，外面增加饰瓷提供美观。

②后牙全瓷冠的材料选择

最早的氧化锆全瓷冠都是内冠加饰瓷的双层结构，但是随着材料的发展，氧化锆的美观性越来越好，目前后牙、尤其是磨牙的全瓷冠越来越多地使用单层氧化锆全冠，俗称全锆冠。一方面，单层修复体牙体预备量少。另一方面，全锆冠强度高，避免了双层氧化锆冠常出现的饰瓷崩瓷问题。而对于强度要求略低、美观要求相对较高的前磨牙，可以使用全解剖玻璃陶瓷全冠或单层结构高透氧化锆全冠。

11. 全瓷冠可以用于修复后牙吗？

后牙，特别是磨牙咬合力大、美观要求相对较低，在进行全冠修复时对修复体机械强度的要求高，一般倾向选择高强度的全瓷材料。

（1）氧化锆

氧化锆的宏观力学性能取决于其微观结构。从材料学角度分析，氧化锆根据不同温度具有3种晶相结构：常温常压下，纯氧化锆主要以单斜相形式存在；加热至 1170 ℃，转变为四方相；在 2370 ℃ 至熔点 2680 ℃ 时转变为立方相。高温冷却时，氧化锆从立方相转变为四方相再到单斜相，这两个过程中，氧化锆均会发生明显的体积膨胀。而在常温环境下，可通过为氧化锆添加稳定剂（如氧化钇）控制体积膨胀以获得常温下稳定的四方相。添加稳定剂后形成的部分稳定的氧化锆具有其特有的应力诱导相变增韧效应，即当其受到外力出现微裂纹时，裂纹端的拉伸应力使四方相向单斜相转变，体积发生相应膨胀，产生压应力压缩裂纹，阻止裂纹扩展，起到强化增韧的效果。传统氧化锆是使用氧化钇作为稳定剂形成的钇稳定四方相氧化锆（Y-TZP）。这种部分稳定的氧化锆具有优异的机械性能，断裂韧性可达 9 ~ 10 MPa/m^2，弯曲强度可达 900 ~ 1300 MPa。

磨牙的咬合力大，尤其是对于全冠修复，全部的咬合力都作用于修复体表面，对修复材料的强度要求高。机械性能优异的氧化锆全瓷材料应用于磨牙全瓷冠修复已被临床证明是可靠的修复方案。如前所述，氧化锆全冠按照结构不同可分为单层结构修复体和双层结构修复体。双层结构修复体除了高强度的氧化锆内冠，还有增加半透明性的饰瓷，牙体预备量较单层全瓷冠更大，而且饰瓷的厚度、强度、与内冠的结合能力都会影响全瓷冠的强度，导致双层结构全瓷冠易发生表面饰瓷崩瓷。因此，双层结构的氧化锆全冠虽然提高了修复体的美观性，但同时也降低了修复体的强度。而磨牙对修复体的美观要求不高，并且近年来随着全瓷材料的发展，氧化锆除了强度的优势，美观性能也得到了改善，因此，对于咬合力较大的磨牙全冠修复，单层结构的氧化锆全冠是临床上常用的修复方式。为了弥补传统氧化锆透光性不足的缺点，许多厂家推出了高透氧化锆制作单层全瓷冠，但美观性提高的同时，其强度却有所下降，适用于𬌗力较小而美学要求略高的病例。

（2）玻璃陶瓷

二硅酸锂增强型玻璃陶瓷的弯曲强度为 300 ～ 480 MPa，强度适中，同时材料的粘接性能良好。当患者的咬合力不大时，也可以考虑作为前磨牙甚至磨牙单冠修复的材料。使用二硅酸锂增强型玻璃陶瓷进行磨牙的全冠修复时，牙体预备应尽可能多地保留𬌗面和轴面的釉质，可以被氢氟酸酸蚀的玻璃陶瓷与釉质表面通过树脂水门汀形成良好的粘接后，修复体与牙齿形成整体结构，这时修复体的强度是与牙齿共同形成的整体强度。也就是说，如果使用玻璃陶瓷进行磨牙全冠修复，最好通过釉质的粘接和支持来进一步提高修复体强度。但此时的全冠并非传统意义上的全冠，是覆盖全部牙冠表面、主要依赖粘接固位的修复体，严格意义上应定义为𬌗贴面。

12. 氧化锆陶瓷透明吗？

氧化锆因其优异的机械性能和生物相容性成为制作前后牙冠桥、种植体基台等不可或缺的临床修复材料。然而目前普遍使用的传统钇稳定四方相氧化锆呈现不透明的外观，阻碍了其在前牙美学区的应用。

传统的氧化锆为什么不透明呢？原因在于氧化锆晶体与基质之间、氧化锆晶体3种不同晶相之间的折射率不匹配，从而导致光线散射，而不能透射。如前所述，氧化锆主要有单斜相、四方相和立方相3种晶相，传统的氧化锆是使用氧化钇作为稳定剂形成的钇稳定四方相氧化锆，其机械强度非常高，但半透明性较差、美观性欠佳。

为了提高氧化锆的半透明性，目前主要有以下4种方法：①增加氧化钇的含量，增加立方相占比；②提高烧结温度，增加立方相占比；③减少杂质；④增大或减小晶粒尺寸。当前的商品高透明度氧化锆主要是采用第一种方法，即向传统氧化锆中增加氧化钇稳定剂的含量，从原有的 3 mol% 增加至 5 mol%，甚至 8 mol%。烧结完成后氧化锆晶相中立方相占比大大增加，从而得到具有高透明度的氧化锆。

在一定范围内，立方相的占比越高，氧化锆的透明度越高。Safoura 等根据氧化钇和立方相占比，将氧化锆分为3类：①传统氧化锆：含 3 mol% 氧化钇，立方相占比在 10% 以下；

②高透氧化锆：含 5 mol% 氧化钇，立方相占比约为 25%；③超透氧化锆：含 8 mol% 氧化钇，立方相占比在 50% 及以上。但此分类方法仍有待规范和完善。笔者将氧化锆只分为传统氧化锆和高透氧化锆两大类。

高透氧化锆在提高美观性的同时，带来的问题是机械强度有所降低，其弯曲强度为 485 ～ 997 MPa，介于传统氧化锆和二硅酸锂增强型玻璃陶瓷之间。临床上可用于制作前牙和前磨牙的全冠。当美观要求不高时，可以做成单层结构的全瓷冠，并结合外染色来获得更好的美学效果。当美观要求较高时，可以在外面增加饰瓷来进一步提高半透明效果，但是这里的饰瓷比传统双层结构氧化锆全冠的饰瓷要薄，因为内冠本身具有一定的半透明性。

高透氧化锆既保留了氧化锆原有的强度高的优点，又具有良好的的半透明性。那么这类较为美观的新型氧化锆材料能不能用于制作贴面呢？就目前的高透氧化锆材料性能而言，其半透明性仍低于玻璃基陶瓷，而且作为不可酸蚀陶瓷，其粘接性能也明显不及玻璃基陶瓷。与玻璃基陶瓷相比，它虽然具有强度高的优势，但前牙修复体的强度要求相对较低，而且玻璃基陶瓷可以通过与釉质形成良好的粘接进而提高修复体的强度。因此，现在前牙贴面修复最适合的材料仍然是玻璃基陶瓷，当前的高透氧化锆材料还不是前牙贴面的最佳选择。高透氧化锆用于前牙贴面修复有待于进一步的材料学研究和临床验证。

综上所述，传统的氧化锆有优异的机械强度，而高透氧化锆既有良好的强度、又有良好的美观性能。随着材料的发展，氧化锆应用的适应证逐渐从磨牙扩大到前磨牙，甚至是前牙。而随着高透氧化锆的美学性能和机械性能的日益完善，未来在口腔临床中的应用将更加广泛。

13. 氧化锆陶瓷容易粘接吗？

如前所述，得益于优秀的机械性能和生物相容性，氧化锆材料在口腔修复的临床应用越来越广泛。氧化锆的结构高度晶体化，导致其具有很强的生物惰性。材料的惰性一方面可使其安全、稳定地应用于生物体内，而另一方面也带来了粘接的难题。

（1）不可酸蚀的氧化锆陶瓷

按照粘接性能的不同，全瓷材料可以分为可酸蚀陶瓷和不可酸蚀陶瓷两类，这里酸蚀所使用的酸为氢氟酸。

可酸蚀陶瓷主要指玻璃基陶瓷，玻璃成分中的二氧化硅可与氢氟酸发生反应，因此对修复体组织面进行氢氟酸处理可使表面粗化，有利于形成微机械嵌合。氢氟酸酸蚀后涂布硅烷偶联剂，与二氧化硅之间形成硅氧烷桥化学键，可使修复体与树脂水门汀之间进一步形成化学结合。通过氢氟酸酸蚀结合硅烷偶联化，可酸蚀陶瓷与树脂粘接剂之间可获得高强度的粘接，而以上两个步骤的反应对象均为二氧化硅。

然而，氧化锆为高度晶体化的结构，不含二氧化硅成分，无法被氢氟酸蚀刻为粗糙表面，属于不可酸蚀陶瓷。同时也无法与硅烷偶联剂形成化学结合，传统用于改善玻璃基陶瓷粘接的处理方法对于氧化锆粘接性能的改善收效甚微。研究表明，未经任何表面处理的氧化锆与树脂水门汀间的粘接强度较低，尤其是经过冷热循环等老化之后。因此，如何对氧化锆表面进行处理可以使其获得良好的粘接是目前研究的热点问题。

（2）氧化锆陶瓷的粘接处理

氧化锆是不容易粘接的陶瓷，目前公认的氧化锆粘接处理方法为：软喷砂结合使用 10- 甲基丙烯酰氧癸二氢磷酸酯（10-methacryloyloxydecyl dihydrogen phosphate，10-MDP）等磷酸酯类前处理剂进行氧化锆表面处理，然后使用树脂水门汀粘接。软喷砂是指喷砂压力不宜过高（不超过 3 个大气压）、喷砂材料颗粒不宜过粗（直径小于 50 μm 的氧化铝颗粒）、喷砂时间不宜过长（约 20 秒）。软喷砂的目的在于：①表面清洁，去除污染物；②表面改性，提高材料表面能，使后续处理剂容易附着；③在一定程度上增加了粗糙度和粘接面积。大量研究表明，喷砂可以提高氧化锆的粘接强度。临床上，氧化锆修复体粘接前，应首先对组织面进行软喷砂形成微机械嵌合；喷砂后，氧化锆组织面涂布 MDP 等磷酸酯类前处理剂形成化学结合。尽管氧化锆既可以用软喷砂物理处理，又可以用磷酸酯化学处理，但其粘接性能仍低于玻璃基陶瓷。

（3）全瓷材料的粘接性能对不同修复体材料选择的影响

修复体类型根据固位力的来源可分为粘接固位修复体和机械固位修复体。粘接固位修复体如前牙的贴面、后牙的殆贴面，应选择玻璃基陶瓷等可酸蚀陶瓷，通过氢氟酸酸蚀结合硅烷偶联化实现修复体与树脂水门汀之间的高强度粘接，进而树脂水门汀与釉质等牙体硬组织形成微机械嵌合，从而获得可靠的粘接固位效果，同时修复体的强度也得以提高。而氧化锆更适用于以机械固位为主的修复体：一方面，材料的强度高，不需要依赖粘接来提高修复体的抗力；另一方面，氧化锆的粘接相对困难，需要利用机械固位来保证最终修复体的固位效果。这时要注意制备良好的固位形来增加机械固位，如全冠的预备体要尽量增加殆龈高度、相对轴面要尽可能平行。但同时，粘接的作用也不容忽视，因为它不仅可以为修复体提供良好的固位，还会影响修复体的边缘封闭和美观。

14. 树脂基陶瓷是陶瓷吗？

树脂基陶瓷是树脂基质和无机材料的混合体，兼具树脂和陶瓷的优点。树脂基陶瓷弹性模量接近牙本质、对天然牙的磨耗低、美学效果较好。其克服了陶瓷材料的脆性大易折裂、弹性模量与牙体组织不匹配等缺点，同时又克服了复合树脂材料耐磨性及力学性能的不足。因此，近年来，树脂基陶瓷材料得到了快速发展。

（1）树脂基陶瓷的分类

树脂基陶瓷按照材料微观结构的不同可分为两类：①树脂基质中加入改良的无机填料，也称为树脂纳米陶瓷（resin nano ceramic），如组成成分为 80wt% 的纳米陶瓷填料（氧化锆、氧化硅）和 20wt% 高度交联的树脂聚合体基质；②陶瓷网络结构中加入树脂基质，也称为复合陶瓷（hybrid ceramic），如组成成分为 86wt% 长石质陶瓷与 14wt% 丙烯酸酯树脂聚合物。树脂基陶瓷修复体一般均采用 CAD/CAM 技术加工制作。

（2）树脂基陶瓷材料的性能

①弯曲强度

弯曲强度是反映材料强度最常用的指标，是指材料抵抗弯曲不断裂的能力，主要用于测定陶瓷等脆性材料的强度。树脂基陶瓷材料的弯曲强度为 131 ～ 160 MPa，介于长石质瓷和二硅酸锂增强型玻璃陶瓷之间，与白榴石增强型玻璃陶瓷接近。

②半透明性

半透明性是牙齿重要的美学性能，是全瓷材料选择的重要影响因素。釉质和牙本质具有不同程度的半透明性，釉质的半透明性较高。前牙的美观要求高，需选择与天然牙匹配的半透明性较高的全瓷材料。树脂基陶瓷的半透明性介于二硅酸锂增强型玻璃陶瓷和白榴石增强型玻璃陶瓷之间，其美观性能适中、强度略低，可以用于前牙和咬合力不大的前磨牙全冠修复。

③弹性模量

弹性模量定义为固体材料有小形变时应力与相应的应变之比，是物体变形难易程度的表征。弹性模量是描述固体材料抵抗形变能力的物理量。在同样受力的情况下，材料的弹性模量越高则材料的形变量越小，反之，材料的弹性模量越低则材料的形变量越大，我们可以简单、通俗地理解为弹性模量越高的材料越"硬"，弹性模量越低的材料越"软"。临床常用全瓷材料的弹性模量分布范围见图2，不同的商品数值会略有差异。由图2可见，与牙体硬组织相比，树脂基陶瓷的弹性模量近似于牙本质，而玻璃基陶瓷的弹性模量近似于釉质。

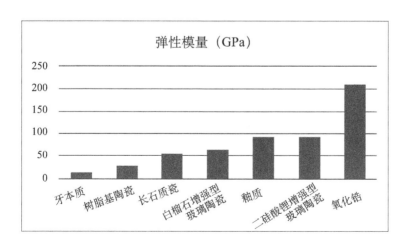

图2　临床常用全瓷材料的弹性模量

弹性模量主要影响冠内固位修复体的材料选择，这也是树脂基陶瓷应用于全瓷修复的最大优势。嵌体等冠内固位修复体在受到侧向力时会对周围牙体组织产生有害的拉应力，增加牙体组织劈裂的可能。制作冠内固位修复体的全瓷材料弹性模量越高，修复体受力时传递至周围牙体组织的应力越大。若使用弹性模量较低的树脂基陶瓷材料，受力过程中应力会在修复体内部分散吸收，减少对颊舌壁有害的拉应力，从而降低牙冠劈裂的风险。因此，树脂基陶瓷是制作嵌体等冠内固位修复体的理想材料。

④粘接性能

如前所述，全瓷材料按照临床粘接处理方式的不同可分为可酸蚀陶瓷和不可酸蚀陶瓷。树脂基陶瓷的结构组成不同，临床粘接处理方式不同。含玻璃相成分较多的树脂基陶瓷可归类为可酸蚀陶瓷，玻璃成分中的二氧化硅可以与氢氟酸反应，形成具有微孔结构的粗糙表面，进而与树脂水门汀形成微机械嵌合。氢氟酸处理后还应涂布硅烷偶联剂，从而使树脂基陶瓷与树脂水门汀之间形成化学结合。含玻璃相成分较少的树脂基陶瓷可归类为不可酸蚀陶瓷，通常采用喷砂进行粗化处理，并结合使用硅烷偶联剂以增加化学粘接力。树脂基陶瓷是目前发展很快的一类修复材料，不同商品之间成分和结构差别很大，目前对其粘接处理还缺乏统一的标准，临床上需要按照所使用产品的说明书参照执行。

由述材料性能可见，树脂基陶瓷临床上特别适用于嵌体、高嵌体、嵌体冠等冠内固位修复体，也可适当用于贴面、𬌗贴面、前牙和前磨牙的全冠修复，但其长期修复效果仍有待进一步研究验证。

综上所述，树脂基陶瓷不能烧结加工，一般通过 CAD/CAM 技术加工制作，在严格意义上不属于陶瓷。但由于树脂基陶瓷的力学性能和美学性能与陶瓷材料类似，临床适应证也与陶瓷材料类似，因此近年来国际上将其作为全瓷材料的一类。树脂基陶瓷最大的特点是具有与牙本质近似的弹性模量，与其他高弹性模量的材料相比，其在制作后牙冠内修复体（如嵌体、高嵌体、嵌体冠）时可降低牙齿劈裂的风险。

15. 前牙修复体的全瓷材料如何选择？

强度、美观和粘接性能是影响临床前牙牙体缺损修复体全瓷材料选择的主要材料性能参数。全瓷材料的强度和美观这两个主要性能参数是一对矛盾，强度高的材料通常半透明性低、美观性差；半透明性高、美观性好的材料一般强度较低。而强度和美观恰恰是临床选择全瓷材料最关键的两个要素。因此，在牙体缺损修复的全瓷材料选择时需要平衡强度和美观这两个指标，最终确定适合的全瓷材料。前牙美观要求高、咬合力低，一般倾向选择半透明性高的全瓷材料。但如果前牙为四环素牙、氟牙症等重度变色牙，需要改变牙齿颜色时，则应当选择半透明性低的材料用于遮色，这时可考虑设计双层结构的全瓷冠修复体，如氧化锆制作内冠，内冠提供遮色和强度，外面增加饰瓷提供美观。

（1）前牙瓷贴面全瓷材料的选择

玻璃基陶瓷是目前临床用于制作前牙瓷贴面最适合的全瓷材料，包括玻璃陶瓷和长石质瓷，两者均具有良好的美学性能，同时还具有良好的粘接性能，与树脂水门汀之间可形成可靠的粘接。目前国内应用最多的是二硅酸锂增强型玻璃陶瓷，可通过热压铸或 CAD/CAM 技术加工制作，前者也就是所谓的"铸瓷贴面"，表面可少量添加长石质饰瓷以获得更好的半透明性。长石质瓷贴面通过粉浆涂塑的方法加工而成，也就是所谓的"烤瓷"贴面。

两种不同材料制作的贴面特点有所不同。与玻璃陶瓷贴面相比，长石质瓷烤瓷贴面有以下特点：①长石质瓷烤瓷贴面的透明性效果非常好，能够把下方牙体组织的颜色很好地透出来，还可以通过分层堆塑模拟出更逼真的牙齿颜色，因此，烤瓷贴面的美学效果较铸瓷贴面更好；②烤瓷贴面的强度较铸瓷贴面低，贴面的厚度不能过大，否则会因为下方缺乏釉质支持而增加贴面折断的风险；③烤瓷贴面的厚度可以很薄，再加上其脆性较大，技工室加工和临床试戴、粘接的操作都较铸瓷贴面困难。综上，玻璃陶瓷贴面由于强度高、牙齿缺损范围不受限制、技术难度相对较低，目前在临床上应用较为广泛。但对于美观要求极高的前牙，在符合适应证的条件下可以选择烤瓷贴面，以获得更加逼真的美学效果。

（2）前牙全瓷冠全瓷材料的选择

①玻璃陶瓷

目前临床最常用的是二硅酸锂增强型玻璃陶瓷，同样可通过热压铸或 CAD/CAM 技术加工制作，前者也就是所谓的"铸瓷冠"。可以单纯为玻璃陶瓷，也可以根据牙齿的美学要求，在切端和唇面添加长石质瓷制作的饰瓷。

②传统氧化锆

目前临床上传统氧化锆常用于制作前牙双层结构全瓷冠的内冠，表面添加长石质瓷制作的饰瓷。此类修复体由于较好地平衡了遮色和半透明效果，常用于修复重度变色的前牙。

③高透氧化锆

高透氧化锆可以设计为单层结构的全瓷冠，也可以根据牙齿的美学要求在切端和唇面添加长石质瓷制作的饰瓷。

16. 后牙修复体的全瓷材料如何选择？

强度、弹性模量和粘接性能是影响临床后牙牙体缺损修复体全瓷材料选择的主要材料性能参数。临床上要根据不同的修复体类型综合评估，确定最适合的全瓷材料类型。后牙咬合力大，材料的强度是最为重要的指标，尤其是对于全冠等冠外固位修复体，全部的𬌗力都作用在修复体上，对材料强度的要求更高。冠内固位修复体对材料的弹性模量有特殊要求。而𬌗贴面等粘接固位修复体的粘接性能是影响材料选择的主要因素。

（1）磨牙全瓷冠全瓷材料的选择

①传统氧化锆

传统氧化锆作为双层结构全瓷冠的内冠，外面为长石质瓷制作的饰瓷。由于长石质饰瓷的强度较低，要注意饰瓷的崩瓷问题。目前临床越来越多地使用传统氧化锆制作单层结构的全瓷冠，修复体的强度高，相应的牙体预备量也较少。

②高透氧化锆

𬌗力较小而美学要求较高的病例可选用高透氧化锆制作单层结构的磨牙全瓷冠。

以上是磨牙全瓷冠全瓷材料的选择，前磨牙介于前牙和磨牙之间，如果患牙受力较大，可参照磨牙的材料选择方法。相反，如果患者的美观要求高、而牙齿的受力较小，则参照前牙的材料选择方法。

（2）后牙嵌体、高嵌体、嵌体冠全瓷材料的选择

后牙嵌体、高嵌体、嵌体冠等冠内固位修复体因牙齿应力分布的原因，应慎用弹性模量过高的全瓷材料，以减少受力后牙齿劈裂的可能，特别是根管治疗后的牙齿或剩余牙体组织薄弱的

牙齿。临床可以选择玻璃陶瓷和树脂基陶瓷，玻璃陶瓷弹性模量近似釉质，树脂基陶瓷弹性模量近似牙本质。

（3）后牙𬌗贴面全瓷材料的选择

①玻璃陶瓷

玻璃陶瓷具有良好的美学性能和粘接性能，但由于其强度略低，适用于粘接面主要为釉质的牙齿。釉质可为玻璃陶瓷贴面提供良好的粘接固位和强度支持。

②树脂基陶瓷

由于树脂基陶瓷的弹性模量近似牙本质，理论上可用于粘接面主要为牙本质的牙齿，但需适当增加厚度，以提高修复体强度，同时需要扩大覆盖牙冠轴面，增加修复体固位。其适应证还需更多的临床验证。

③氧化锆

氧化锆的强度高，可用于粘接面主要为牙本质的牙齿。但由于其粘接性能低于玻璃陶瓷，建议边缘适当向龈方延伸，增加轴面覆盖面积，以增加机械固位，同时增加粘接面积，增强粘接固位。但这时修复体的强度主要依赖于氧化锆材料自身，修复体的固位主要依赖于机械固位，笔者建议将其归类为全瓷冠，而不是𬌗贴面。

前牙牙体缺损修复方案的选择

　　临床上，前牙牙体缺损的情况通常是千变万化的，可能有不同原因造成的各种形式的缺损，或不同程度、不同来源的变色等。按照口腔美学缺陷的分类，可将其分为牙齿的形态美学缺陷和颜色美学缺陷两大类。面对不同的美学缺陷，我们要从哪些方面来考虑治疗方案的选择呢？根据牙体缺损的修复原则，我们将前牙缺损修复方案选择的影响因素概括为 4 个方面：修复体的固位、修复体的强度、修复体的美观和剩余牙体组织的保护（特别是针对失髓牙）。前牙牙体缺损修复体类型包括：贴面、全冠和桩核冠。本章主要围绕贴面和全冠展开讨论，关于桩核冠的内容将在本书最后一章"大面积牙体缺损修复方案的选择"中详细讨论。

17. 前牙贴面的"七十二变"

经典的前牙贴面主要覆盖前牙的唇面和切缘，根据贴面覆盖前牙切缘位置的不同，可以分为开窗型、对接型和包绕型 3 类。随着贴面的日益广泛应用，其在前牙的适应证逐渐扩大，前牙贴面已经不仅可以覆盖唇面和切缘，还可以根据牙体缺损范围的大小、修复体的固位和美观等因素扩展包绕至邻面甚至舌面。原有的经典分类方法已经不能满足临床需要。因此，笔者从临床实际出发，根据贴面包绕前牙牙冠的范围将前牙贴面分为经典型贴面、邻面包绕型贴面、全包绕型贴面和舌贴面 4 种类型（图 3）。

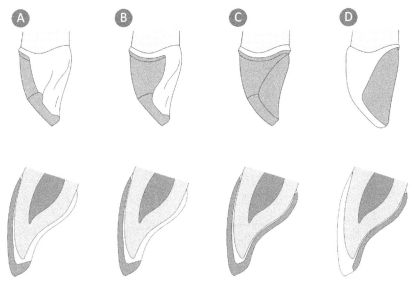

A. 经典型贴面（对接型为例）；B. 邻面包绕型贴面（对接型为例）；C. 全包绕型贴面（限于釉质内为例）；D. 舌贴面（限于釉质内为例）。

图 3　前牙瓷贴面的分类（彩图见彩插 2）

（1）经典型贴面

经典型贴面（classic veneer）主要覆盖前牙的唇面和切缘。根据切端牙体预备方式的不同，又可以分为开窗型、对接型和包绕型3类。开窗型不覆盖切端，最有利于牙体组织的保存，而且对于上前牙而言，不破坏原有的前伸切道。但因切端存有部分牙体组织，会影响其透明度。对接型和包绕型这两种覆盖切端的类型有利于恢复切端的美观，而且在试戴和粘接过程中有利于修复体的就位。但是包绕型贴面需要切龈向就位，通常情况下需要的牙体预备量较大，而且容易受到咬合因素的影响。临床上，考虑切端美学效果和应力分布等因素，大多数情况下可优先选用对接型预备方式。

（2）邻面包绕型贴面

邻面包绕型贴面（proximal-extension veneer）不仅覆盖前牙的唇面和切缘，还覆盖近中和（或）远中邻面。邻面包绕型贴面的适应证包括邻面龋、邻面充填体、邻面缺损、牙间隙、牙龈乳头成型、轻度扭转牙等前牙贴面修复的病例。由于患牙本身常伴随邻面龋坏或缺损等问题，因此，邻面包绕型贴面在临床实际中应用较多。

（3）全包绕型贴面

全包绕型贴面（full-coverage veneer）不仅覆盖前牙的唇面、

切缘和近远中邻面，还覆盖部分或全部舌面。修复体覆盖牙面的范围与全冠类似。此类贴面尤其适用于同时需要恢复舌面外形的病例，如上颌锥形侧切牙（图4）、上前牙舌面磨耗等。此类型贴面虽然覆盖范围与全冠类似，但由于其固位方式仍以粘接为主，而且需要通过釉质粘接来提高修复体的强度，因此这类修复体仍归类为贴面。

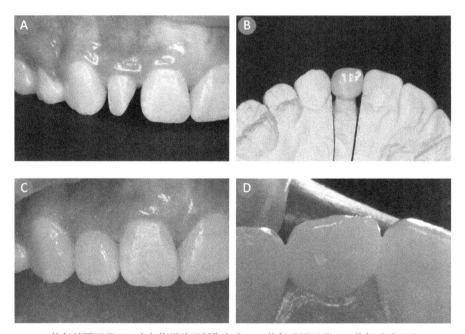

A. 修复前唇面观；B. 全包绕型贴面制作完成；C. 修复后唇面观；D. 修复后舌面观。

图4　全包绕型贴面修复上颌锥形侧切牙（彩图见彩插3）

（4）舌贴面

舌贴面（palatal-coverage veneer）又称腭贴面。此类贴面主要覆盖前牙的舌面，用于修复前牙舌面表浅性缺损，且缺损未累及切缘的情况。临床上多用于上前牙由于机械性或化学性磨耗导致舌面缺损的病例。舌贴面临床适应证的选择应当谨慎，如果前牙舌面缺损暴露较多牙本质，舌贴面的粘接固位就要引起重视。特别是因为机械性摩擦或者化学性酸蚀暴露的牙本质，由于这些牙本质并不是理想的粘接界面，修复后可能出现脱粘接或崩瓷等问题。

临床上，前牙贴面类型的选择主要取决于牙体缺损的范围、修复体的固位要求、修复体的美观要求等因素。在材料的选择上，各种类型的前牙贴面使用的修复材料均主要为玻璃基陶瓷，包括玻璃陶瓷和长石质瓷。玻璃基陶瓷具有良好的美学性能和粘接性能，是制作以粘接固位作为主要固位力来源的修复体的主要材料。

18. 前牙邻面包绕型贴面的适应证和修复要点

前文提及经典的前牙贴面按切端预备形式来分类，而在临床上很多情况下贴面修复时需要包绕牙齿的邻面。因此，笔者根据临床实际提出贴面预备的第二大类型，称为邻面包绕型贴面。此类贴面常用于前牙本身存在邻面龋坏、充填体、缺损、牙间隙、黑三角、轻度扭转等问题，同时又符合贴面修复适应证的病例。

出于对邻面龋坏或缺损情况、邻面接触区恢复、邻面美观性能和牙龈乳头塑形等因素的考虑，邻面包绕型贴面的牙体预备要包绕整个近中和（或）远中邻面，邻面边缘一般终止于邻舌线角。邻面边缘形态尽可能预备成 0.3 ～ 0.5 mm 宽的无角肩台（凹槽），对于畸形小牙等难以预备无角肩台边缘者，则预备为刃状边缘。邻面的龈边缘应设计为龈下边缘，以便于贴面邻面形成理想的穿龈轮廓形态并对龈乳头塑形。

对于邻面龋、牙间隙和轻度扭转牙等采用邻面包绕型贴面修复的病例，修复时应注意的要点各有不同：

（1）邻面龋的贴面修复

由于目前我国人群中龋病患病率较高，而前牙的龋坏又多发生于邻面，因此临床上需要进行贴面修复的患牙，常常伴随有邻面龋坏或充填体的情况。这类存在邻面龋、邻面充填体或邻面缺损的患牙进行贴面修复时，有哪些常见的问题呢？

①邻面龋造成的缺损是否用瓷贴面来恢复？

邻面龋去腐后形成的缺损常常存在倒凹，若完全由瓷贴面修复则需要去除较多健康牙体组织，以利于贴面就位。此外，如果完全使用贴面来恢复邻面缺损，缺损处的半透明性将很难控制。由于缺损处与牙面其他位置的贴面厚度不均匀，可能造成贴面的颜色不协调。因此，应在贴面修复前进行树脂充填修复牙体缺损，使最终的贴面获得均匀的厚度，从而保证贴面的美观效果。

②修复前存在树脂充填体，贴面预备时是否需要磨除？

研究表明，树脂充填体经过特定的表面处理后，与树脂水门汀之间能够形成较好的粘接；喷砂等机械处理能够改变原有树脂的表面粗糙度，增加粘接面积，增强微机械固位力；硅烷偶联剂活化等化学处理能够提高旧树脂的表面润湿性，增强与无机填料间的化学结合力。因此，贴面修复前当邻面存在树脂充填体时，如果充填体完好无继发龋且无变色时，可不必磨除，但需要经过适当的表面处理以增强粘接力。

③邻面边缘应如何设计？

邻面龋充填后或邻面本身存在完好的树脂充填体时，贴面应尽可能地包绕树脂充填体，使边缘位于健康的釉质表面。最理想的情况是全部覆盖充填体，但充填体向舌侧延伸面积较大时，为了减少修复体就位导致的大量牙体组织磨除，可考虑将修复体边缘置于充填体上，但应尽可能多地覆盖充填体表面。釉质保存的原则在这里仍是适用的，理想的修复体边缘应位于釉质内，最大限度地减少边缘微渗漏和崩瓷的发生。

（2）牙间隙的贴面修复

牙间隙产生的原因很多，其中发育性（如牙量小于骨量、唇系带附着过低、正中多生牙）因素、病理性（如牙周炎、咬合创伤）因素和生理性（如牙缺失未修复、牙冠生理性磨耗）因素较为常见。在开始前牙牙间隙修复之前，首先应分析间隙产生的原因，并根据牙间隙的宽度和分布，结合美学设计原则，制订适宜的治疗方案。使用贴面关闭前牙牙间隙需要把握适应证。重度的前牙牙间隙，首选正畸治疗或正畸调整间隙后再结合修复治疗关闭间隙。轻度的前牙牙间隙，牙齿位置基本正常，在排除牙周病、咬合问题等可能会导致治疗效果不稳定的病理性因素后，可以通过瓷贴面修复关闭牙间隙。这类贴面一般要设计为邻面包绕型（图 5），从而使贴面在关闭牙间隙的同时获得良好的邻面接触关系和龈乳头形态。

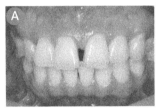
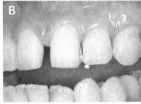
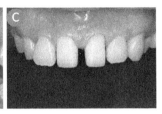
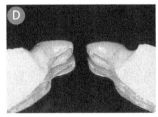
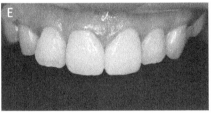

A. 修复前唇面观；B. 牙体预备：贴面包绕中切牙近中邻面；C. 牙体预备：由于远中邻面存在浅龋，贴面需同时包绕远中邻面；D. 邻面包绕型贴面制作完成；E. 修复后唇面观。

图 5　邻面包绕型贴面关闭前牙牙间隙（彩图见彩插 4）

关闭前牙牙间隙的贴面修复要注意哪些问题呢？

①如何防止邻面出现黑三角？

首先，修复前牙间隙处的龈乳头一般较圆钝，要想获得理想的龈乳头形态，需要通过修复体进行牙龈塑形。这里要注意贴面边缘的设计。贴面的唇面龈边缘一般平齐龈缘，而牙间隙侧邻面的龈边缘一般放置于龈下，且牙间隙越宽、邻面龈边缘的位置越深（但应注意不破坏生物学宽度），这样才可以形成良好的邻面穿龈轮廓形态，同时还可以从侧面塑形龈乳头，以便形成良好的龈乳头形态。

此外，为了预防关闭间隙后牙间的颈部出现三角间隙，可以通过调整接触点位置、加大接触区切龈向长度等方法来纠正，这时临床上最好为技师提供一个具有完整牙龈形态的软组织模型。

②如何使牙齿获得理想的外形比例？

为解决因关闭间隙而造成的牙齿宽长比失衡，临床上可通过调改近远中边缘嵴位置并加以外染色的方法，从视觉上减少因关闭间隙而造成的牙面过宽，也能一定程度上改善牙间隙处饱和度或透明度不匹配等颜色缺陷。此外，在完善的美学分析的前提下，也可考虑通过牙冠延长术来调改牙冠的宽长比，恢复牙齿正常的外形比例。

（3）前牙轻度扭转的贴面修复

对于扭转错位的前牙，出于多学科治疗和微创的理念，应首选正畸治疗，视正畸治疗的纠正情况决定是否进一步行修复治疗。对于轻度扭转的前牙，如果患者不接受正畸治疗，也可以考虑直接使用瓷贴面修复改善美观。

轻度扭转前牙的瓷贴面修复，一般设计为邻面包绕型，从而更好地恢复唇舌面形态和邻面接触关系（图6）。贴面牙体预备时，需要先磨除牙齿唇面和舌面突出于正常牙面之外的部分，然后用牙色材料恢复唇面和舌面凹陷的部分，制作诊断饰面，形成牙齿最终修复后的形态。患者对牙齿的形态和排列满意后，再在诊断饰面的基础上按照贴面要求的厚度进行牙体预备。需要注意的是，在牙体预备过程中，原突出于正常牙面的部位可能出现牙本质的暴露，但贴面最终的粘接界面绝大部分应为釉质，从而提供可靠的粘接固位与强度支持。

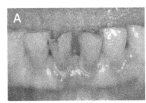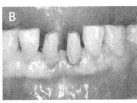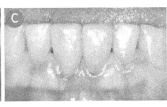

A. 治疗前唇面观；B. 牙体预备完成；C. 治疗后唇面观。

图6　邻面包绕型贴面修复轻度扭转前牙（彩图见彩插5）

对于轻度扭转错位的前牙，不仅应考虑到恢复唇面的牙体形态，还应恢复舌侧的牙体形态。对于患牙向唇面扭转一侧，贴面的边缘要向舌面延伸，包绕部分舌面，以恢复舌面的牙体形态。而对于患牙向舌侧扭转一侧，贴面的边缘可以终止于邻舌线角，包绕整个邻面，以获得良好的邻面接触关系。

19. 请问芳名：贴面还是全冠？

笔者对前牙贴面和后牙𬌗贴面分别进行了分类。在前牙贴面类型中有一类命名为全包绕型贴面，在后牙𬌗贴面类型中也有一类命名为全包绕型殆贴面。前牙的全包绕型贴面和后牙的全包绕型殆贴面都覆盖了几乎全部的牙冠表面，和传统的全冠修复体覆盖牙齿的范围类似。大家可能对此会有疑问：这类贴面（殆贴面）包绕牙冠的范围和全冠一样，为什么不将其称之为"全冠"呢？

影响牙体缺损修复体分类和命名的因素主要有：牙体缺损的大小、修复体覆盖牙面的范围、修复体的固位特点、修复体的抗力特点等。

在传统的修复体中，我们可以很清晰地按照牙体缺损的大小和修复体覆盖牙面的范围将修复体分为全冠、部分冠、嵌体、高嵌体等，如全冠覆盖牙冠全部牙面而部分冠未覆盖牙冠全部轴面。这是因为传统修复体的修复材料主要是合金和烤瓷熔附金属，修复体的固位主要依靠机械固位，即需要预备良好的固位形。传统修复体的强度来自材料自身强度或者修复体的厚度。

但随着全瓷材料和粘接技术的发展，出现了主要依靠粘接固位的修复体，如前牙的瓷贴面和后牙的殆贴面。不同修复体类型在覆盖范围上的区别逐渐模糊，而在固位和抗力上所表现出的差异则不断凸显。贴面和殆贴面的两个关键特征是依靠釉质粘接提供固位和依靠釉质支持提供抗力。其固位方式以粘接为主，且修复体本身不具备足够的机械强度，只有通过牢靠的釉质粘接，使贴面修复体与牙体组织形成整体，背靠坚硬的釉质从而获得支持来提升修复体自身的强度。而全冠则不同：

固位方面，全冠有良好的机械固位，粘接固位仅为辅助；抗力方面，全冠自身即具有一定的机械强度，或是修复材料强度高，或是修复体有足够的厚度。

因此，当修复体相应的牙体预备量较小、局限于釉质范围内，主要依靠粘接固位，抗力来源是其所粘接的釉质时，我们称之为贴面。而当牙体预备后大量牙本质暴露，这时粘接不能提供足够的固位，机械固位成为主要的固位方式时，我们称之为全冠。所以，前牙全包绕型贴面与后牙全包绕型殆贴面，虽然形似传统全冠，但其精髓在于釉质粘接和釉质支持，而这也正是其微创优势的来源。其所谓虽有着全冠的外形，却是实实在在贴面的心。

总而言之，在此问题中，修复体覆盖牙体组织的范围不是关键，贴面和全冠在固位和抗力这两大修复核心问题上所表现出的不同，才是区分二者的主要依据。

20. 前牙美学修复：贴面？还是全冠？

前牙牙体缺损修复临床上最常面临的两个选择是微创的贴面和传统的全冠修复。贴面较全冠而言最大的优点是微创，不同形式的贴面所需的牙体组织磨除量为全冠的 1/4 ～ 1/2。因此，贴面修复更符合当今越来越推崇的保存牙科学理念。那么我们究竟在什么情况下可以选择微创的贴面修复呢？以下将从前牙缺损修复方案选择的影响因素出发，通过贴面和全冠的特点比较来进行分析和解答。

（1）修复体的固位

贴面主要依靠粘接固位。对于这类依靠粘接固位的修复体来说，人们的共识是需要粘接于釉质表面。如前文所述，高度矿化的釉质表面经过酸蚀后与粘接剂形成微机械嵌合，从而为修复体提供牢固的粘接，而且釉质粘接有良好的耐久性。而牙本质含有大量的有机物和水分，粘接界面结构复杂，虽然目前牙本质粘接的即刻粘接力较好，但随着时间的推移，粘接强度会明显下降。此外，临床上患牙的粘接表面常为龋影响牙本质、酸蚀牙本质和硬化牙本质等病理性牙本质，其粘接难度远大于健康牙本质。因此，对于主要依靠粘接固位的贴面而言，釉质是更为理想的粘接界面。而天然牙表面只有薄薄的一层釉质：上前牙切端为0.9 ～ 1.0 mm，中 1/3 为 0.8 ～ 0.9 mm，越到颈部越薄，颈 1/3 只有 0.3 ～ 0.4 mm。由此推断，贴面牙体预备时，颈部很容易暴露牙本质。尤其当牙齿本身存在磨耗等缺损时；或者在牙齿变色、排列不齐等情况下，需要磨除较多牙体组织时，牙体预备后很容易暴露牙本质。那么，多大面积的牙本质暴露量就不再适合使用这种仅依靠粘接固位的贴面来修复了呢？大量研究表明，贴面预备是否暴露牙本质及边缘是否位于牙本质上会对贴面修复的远期效果产生重要影响，理想的贴面预备应局限于釉质表面，且终止线位于釉质内。当贴面预备不可避免要暴露牙本质时，剩余釉质面积应大于 50%，终止线上的釉质应大于 70%。

而全冠则是以机械固位为主，辅以粘接固位。要满足全冠的冠外固位要求，预备体需要有良好的机械固位形。临床冠需要有一定高度，各相对轴壁之间聚合度要尽可能小。

（2）修复体的强度

修复体的机械强度主要取决于材料的种类、修复体的厚度和粘接。

贴面通常使用玻璃基陶瓷制作，厚度较薄，材料的自身强度较低，需要通过粘接在釉质表面，与牙齿形成一个整体，进而提高修复体的强度。这里涉及釉质的第二个重要作用：为修复体提供强度的支持。釉质是一个坚硬的表面，其弹性模量远高于牙本质，与玻璃基陶瓷的弹性模量更接近。如果瓷贴面粘接于釉质表面，两者的弹性模量相近，受力后的形变量也基本一致。如果瓷贴面粘接于牙本质表面，在同样受力后牙本质的弯曲形变量要几倍于瓷贴面，如果牙本质弯曲量过大、而贴面不能随之弯曲，则贴面在拉应力的作用下容易发生崩瓷或脱粘接。因此，釉质不但可以提供可靠的粘接，还可以为瓷贴面提供坚硬的支持。

全冠可以使用高强度的材料，或者通过增加修复体的厚度来提高修复体的强度。对于单层结构的全冠而言，其强度通常取决于材料本身的强度。而对于双层结构的全冠而言，修复体的强度主要取决于饰瓷，以及内冠和饰瓷两者的结合强度。

（3）美观

当前牙存在变色时，要遮住基牙的颜色，一方面可以使用遮色能力强的材料，让底层的预备体的颜色不能透出来。但如前所述，材料的遮色能力越强、半透明性越低。如果仅依靠不透明的瓷来遮色，将难以实现牙齿半透明的特点。另一方面可以通过增加材料的厚度来提高修复体的遮色能力。如果要获得理想的遮色效果，同时又要求修复体具有一定的半透明性，就需要通过增加修复体的厚度来满足遮色和透明度的需要。对于变色前牙，使用玻璃陶瓷修复体进行遮色时，预备体颜色的饱和度每改变一个色阶，需要增加 0.2 ～ 0.3 mm 的瓷层厚度（表2）。

表 2　基牙修复前后不同颜色改变所需的瓷层厚度

颜色变化（色阶）	瓷层厚度 *（mm）
0	0.3 ～ 0.5 ～ 0.7
1 ～ 2	0.5 ～ 0.7 ～ 0.9
3 ～ 4	0.8 ～ 1.0 ～ 1.2
> 4	1.0 ～ 1.2 ～ 1.5

注：* 瓷层厚度由颈 1/3、中 1/3 至切 1/3；瓷材料为玻璃陶瓷。

贴面通常使用透明度较高的玻璃基陶瓷制作，且厚度薄，不易遮色。而全冠既可以使用不透明的瓷作为内冠来遮色，又可以增加材料的厚度。因此，全冠的遮色能力要优于贴面。

以上比较了贴面和全冠的特点，那么两种修复方式的长期效果如何呢？研究表明，不同材料前牙全瓷冠的5年存留率约为96%。就修复体的强度而言：强度相对较低的全瓷材料，全冠折裂是其主要机械并发症；强度高的氧化锆全冠，饰瓷崩瓷是其主要机械并发症。就修复体的固位而言，氧化锆全冠脱落的风险明显高于其他材料。而瓷贴面修复，通过回顾近年来的相关研究发现，其5年存留率为94%～97%、10年存留率为91%～96%。发生失败的形式从高到低依次为崩瓷、微渗漏和脱粘接。总结其修复失败的危险因素有两大类：一类是粘接问题，当贴面粘接于牙本质或充填体表面时，失败率增加；另一类是强度问题，当牙齿缺损过大或咬合力过大时，贴面修复的失败率增加。因此，要提高贴面修复的成功率，就要提高粘接固位和修复体的强度。如前所述，修复体粘接固位和修复体强度的决定因素是釉质，釉质可以为瓷贴面提供可靠的粘接和强度支持。

上述研究主要针对的是经典型贴面，那么邻面包绕型甚至全包绕型等大面积覆盖牙面的贴面效果如何呢？一些实验室研究认为，大面积覆盖牙面的贴面其抗折强度与全冠相近。另有临床研究对此类贴面修复的中期效果进行观察，认为其修复前牙的缺损是可靠的。但长期效果如何，目前尚缺乏相关研究。如果大面积覆盖牙面的贴面也能获得较好的临床效果，那么到底哪些情况下还需要选择全冠修复呢？我们再根据上述讨论将两者的优缺点做一个比较（表3）：

表3　全瓷冠与瓷贴面的优缺点比较

	全瓷冠（双层结构）	瓷贴面
修复体的固位	机械固位为主，粘接固位为辅；牙体预备量多，预备体表面主要为牙本质	粘接固位为主；牙体预备量少，预备体表面主要为釉质
修复体的强度	增加抗力的部分主要是内冠，但饰瓷存在崩瓷的问题	粘接于釉质表面后，与牙齿形成整体，增加贴面的强度
修复体的美观	基牙变色较重时，内冠能提供较好的遮色效果	当基牙颜色正常时美观性好；当基牙变色时，遮色能力较弱
远期存留率	两者相近，但贴面二次修复更容易	

以上影响因素中，修复体的固位和修复体的强度均与釉质的保存有很大关系。因此，对于前牙缺损修复，尤其是对于活髓牙，选择微创的贴面，还是传统的全冠修复，其决定因素可进一步概括为最关键的两个方面：釉质的保存和牙齿的颜色。首先，从釉质保存的角度，贴面这种微创的修复体覆盖牙体面积通常较小、且厚度薄，需要通过釉质提供的粘接和支持来保证修复体的固位和强度。因此，釉质保留越多越适合选择微创的贴面修复，釉质保留越少越需要考虑传统的全冠修复。从牙齿颜色的角度，如果基牙变色，为了遮色同时获得较好的半透明性，则需要增加修复体的厚度。在权衡修复体的遮色能力和半透明性之后，参照表2中基牙修复前后不同颜色改变所需要的

瓷层厚度，当牙体预备量（不是修复体的厚度）超出釉质厚度、有大量牙本质暴露时，考虑首选全冠修复。因此，预备体的颜色越正常越可以选择贴面修复，变色越重越倾向于选择全冠修复。

近年来，全瓷材料、粘接技术和修复加工工艺的发展为微创修复提供了更多的可能性，越来越多的牙体缺损可以通过粘接固位、采用贴面或结合其他方法进行微创修复来解决，尤其是对于活髓牙来说，必须选择全冠进行修复的情况越来越少，而能否进行微创修复最关键的决定因素是釉质。临床上，当患牙剩余釉质量不足或由于重度变色等原因导致患牙按照所需修复空间进行牙体预备后暴露大量牙本质时（＞50%），应提高机械固位力和修复体的自身强度，减少对粘接的依赖，也就是选择全冠修复而非贴面修复。

21. 微创美学修复：备牙？还是不备牙？

微创修复是目前非常流行的概念，从狭义上讲是牙体缺损修复时，选择磨牙少的修复体，减少牙体预备的牙体组织磨除量，从极端考虑甚至是不磨牙，即所谓"不磨牙修复"。事实上，早在19世纪80年代就有学者提出了超薄、无预备瓷贴面的技术，并且引发了学术界关于"预备或无预备""贴面是厚还是薄"的讨论。但临床应用时发现不充分的牙体预备有许多缺点，如牙齿形态、突度发生改变，可能会影响患者的感受和牙龈健康；颜色表现单一，透明性受限；贴面边缘过薄，远期折裂风险增加；加工难度大；临床就位、粘接困难等，很难达到最佳的修复效果。鉴于以上诸多问题，从 20 世纪 90 年代到 21 世纪初，更多的学者选择通过磨除一定的牙体组织来获得更好的美观效果。然而过多的牙体预备造成了牙本质的暴露，最终出现了很多的贴面崩瓷、脱落等失败情况。经历了这样两个极端之后，近年来随着材料和技术的不断进步，越来越多的学者不断尝试更微创的修复形式，"少预备"的理念又迎来了复兴。少预备有哪些优点呢？由于最大限度地保存了牙体组织，少预备能尽量保存天然牙的力学性能；由于保留了更多的釉质，少预备还可以提高粘接性能；此外，少预备减少了术后敏感，舒适程度高，更容易被患者接受。因此，微创美学修复的发展，一方面得益于瓷材料、粘接技术和加工工艺的进步，另一方面还取决于患者对美学及保存修复心理需求的提高。于是，从传统的全冠修复，到一些患牙可以进行仅预备唇面和切缘的贴面修复，现在甚至部分患牙可以进行部分贴面或少备牙的贴面修复，微创修复发展迅速，临床应用也日益广泛。

目前，很多医师都在尝试超薄瓷贴面修复，但已发表的研究多集中于病例报道和短期观察。相关研究的观点总结如下：首先，把握适用范围对超薄瓷贴面的应用是非常重要的。目前对超薄瓷贴面没有公认的适应证，多数研究认为，当牙齿的形态、排列或颜色有轻微缺陷，能通过"加法"来进行改善时，使用超薄瓷贴面治疗可获得较好的修复效果。这就要求我们在制订治疗计划时需要进行全面的美学设计，利用研究模型、诊断蜡型、诊断饰面等手段，充分考虑天然存在的修复空间是否能够满足美观和功能的要求。其次，贴面戴入时，由于没有明显的终止线，而且贴面过薄，临床上就位和粘接操作的难度都较大，应选择适合的粘接树脂，小心操作。目前贴面边缘虽可以加工到很薄，但仍存在一定的厚度，粘接后边缘可能会形成微小的悬突，需要仔细地打磨和抛光。因此，超薄瓷贴面成功的关键在于选择合适的适应证，还要具备高超的技工室加工和临床操作技术。

关于备牙还是不备牙的问题，时至今日仍有不同的观点存在。事实上，不备牙虽然减少了牙体预备的步骤，但后续的技工室制作和戴牙的技术敏感性都非常高。从解剖角度来讲，釉质表层为高度矿化的无釉柱釉质，不利于酸蚀剂的作用及后续的粘接。就以上因素考虑，釉质表面也需轻微打磨预备，以利于粘接。因此，微创美学修复应该尽可能少磨牙，但不是刻意追求不磨牙，遵循"尽量多地保留釉质"的原则、进行完善的美学分析和设计，从而保证最终获得理想的修复效果是更为重要的。

总之，贴面的厚度和磨牙量取决于所修复牙齿的颜色、牙体缺损量、修复材料的性能和修复体加工技术等多种因素。虽然随着全瓷材料和加工技术的进步，贴面可以做得很薄，但是所修复牙齿的颜色所带来的遮色问题还是决定贴面厚度的关键因素。如患牙颜色正常，不需改色，贴面就可以"超薄"。但如患牙颜色异常，需要改色，贴面就需要根据颜色的变化和遮色要求增加厚度。改色越多，贴面厚度就越厚。有些颜色过深的患牙甚至需要改为全冠修复。因此，临床上要根据所修复牙齿的具体情况设计正确的贴面厚度及牙体预备的磨牙量，而不是一味地追求超薄和不磨牙。

后牙牙体缺损修复方案的选择

在前文中我们列举了后牙牙体缺损的修复体类型，面对如此纷繁的修复体种类，我们应该如何理清思路，针对不同的后牙缺损情况选择最适合的修复体类型呢？与前牙对美观的要求不同，后牙更侧重于满足功能的需求。从牙体缺损的修复原则考虑，后牙最重要的是遵循力学原则，也就是满足固位和抗力的要求。因此，我们将后牙牙体缺损修复方案选择的主要影响因素概括为 3 个方面：修复体的固位、修复体的强度和剩余牙体组织的保护。正确的后牙牙体缺损修复方案要综合满足以上 3 个因素。

22. 后牙𬌗贴面的"七十二变"

𬌗贴面是后牙微创修复的一种选择。𬌗贴面主要覆盖后牙的𬌗面，无明显洞固位形，主要依靠粘接固位。从抗力的角度分析，殆贴面覆盖后牙全部殆面，受力后对牙体组织产生压应力，对剩余牙体组织有一定的保护作用。经典的殆贴面的覆盖范围仅局限于患牙殆面，较少覆盖牙冠的轴面。但随着殆贴面应用适应证的扩展，后牙殆贴面已经不仅可以覆盖后牙的殆面和牙尖外斜面，还可以根据牙体缺损范围大小、修复体的固位和美观要求等因素扩展覆盖范围，包绕至牙冠的部分或全部轴面。根据殆贴面包绕后牙牙冠的范围，可以将殆贴面分为经典型殆贴面、部分包绕型殆贴面和全包绕型殆贴面（图7）。

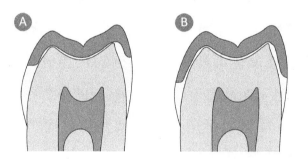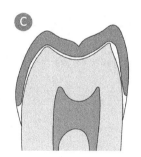

A. 经典型；B. 部分包绕型；C. 全包绕型。

图7　后牙殆贴面的分类（彩图见彩插6）

（1）经典型殆贴面（classic occlusal veneer）

经典型殆贴面主要覆盖后牙的殆面及部分牙尖外斜面。修复体的覆盖范围局限于殆面，而不延伸至牙冠轴面。为使修复体获得足够的粘接力，一方面，预备体的表面需保留尽可能多的釉质；另一方面，需尽可能增加粘接面积，牙体预备时在功能尖制备功能尖斜面、非功能尖制备非功能尖斜面，不但能增加粘接面积，还可以增加修复体的边缘密合性。经典型殆贴面主要适用于修复后牙因磨耗造成的殆面表浅性、无明显洞形的缺损。

（2）部分包绕型殆贴面（partial-coverage occlusal veneer）

部分包绕型殆贴面不仅覆盖后牙的殆面和牙尖外斜面，还扩展覆盖至牙冠的部分轴面，但边缘一般终止于外形高点以上。此类殆贴面由于边缘位于外形高点以上，在牙体预备时无需去除轴面倒凹以建立就位道。

（3）全包绕型殆贴面（full-coverage occlusal veneer）

全包绕型殆贴面不仅覆盖后牙的殆面和牙尖外斜面，还扩展覆盖牙冠的大部分甚至全部轴面，修复体轴面边缘终止于外形高点龈方，甚至平齐龈缘。此类殆贴面在牙体预备时需去除轴面的外形高点及其下方的倒凹，建立殆龈向就位道。全包绕型殆贴面覆盖牙冠的范围与全冠类似，但其固位和抗力特性不同于传统全冠，因此仍将其归类为殆贴面。

临床上后牙殆贴面类型的选择主要取决于牙体缺损的范围、修复体的固位要求、修复体的美观要求等因素。当牙体缺损累及轴面，或因殆面釉质粘接面积不足、需要增加粘接面积时，通过采用部分包绕型殆贴面或全包绕型殆贴面的修复方式，可恢复缺损的牙体组织，并提高粘接固位效果。此外，当患牙颜色需要改变时，亦可在颊面将修复体覆盖范围延伸至外形高点龈方，采用全包绕型𬌗贴面的预备方式，而舌腭侧采用经典型或部分包绕型𬌗贴面的预备方式，从而尽可能多地保存剩余牙体组织。

虽然不同的𬌗贴面设计牙体组织的覆盖范围不尽相同，但它们均是以粘接固位为主的修复体。在𬌗贴面修复材料的选择中，通常选用的是粘接性能良好的玻璃陶瓷。在修复设计时一定要保证充足的釉质粘接，从而为修复体提供粘接力和强度的支持。

23. 后牙美学修复：𬌗贴面？还是全冠？

我们在前文讨论了后牙𬌗贴面的类型。一方面，随着材料和粘接技术的发展，根据牙体缺损范围、固位和美观要求，𬌗贴面覆盖后牙牙冠范围可由𬌗面扩展至部分甚至全部轴面。另一方面，得益于全瓷材料的发展，传统的全冠也在与时俱进，使用高强度的全瓷材料进行后牙全冠修复时，所需的牙体预备量呈现减少的趋势。那么，伴随着𬌗贴面适应证的扩大和全冠性能的优化，我们在微创和传统之间应如何选择呢？以下内容将从后牙缺损修复方案选择影响因素的角度来探讨上述问题。

（1）修复体的固位

𬌗贴面根据覆盖牙冠的范围分成了 3 类，但实质上 3 者均主要依靠粘接固位，只是根据缺损、固位、美观等要求选择了不同的边缘位置而已。𬌗贴面修复要求预备体表面尽可能多地保留釉质，从而保证粘接固位效果。

全冠包绕𬌗面和 4 个轴面，主要依靠机械固位，辅以粘接固位。全冠牙体预备时需要通过尽可能增加预备体的𬌗龈高度并减少相对轴面的聚合度来获得良好的机械固位形，从而保证机械固位效果。

（2）修复体的强度

𬌗贴面这类主要依靠粘接固位的修复体，其强度与粘接基质密切相关。目前临床上最常用的𬌗贴面修复材料是玻璃陶瓷，其粘接性能良好、强度居中，应用于𬌗力较大的后牙区时，需要保证充足的釉质粘接，从而为修复体提供强度支持。此外，要保证修复体有充足的厚度，玻璃陶瓷𬌗贴面𬌗面厚度一般不低于 1 mm。如果修复体厚度太薄，虽然理论上通过釉质粘接可以满足强度要求，但无疑会加大临床操作难度。

全冠这类主要依靠机械固位的修复体，其强度主要取决于材料本身。后牙咬合力大，而所有的𬌗力又都作用于全冠表面，所以材料的强度要尽可能高，尤其是对于磨牙区。磨牙区全冠修复材料可以选择金合金、烤瓷熔附金属、全瓷材料等，而全瓷材料需要选择强度较高的材料，如氧化锆。为了获得良好的强度，修复体就要满足一定的厚度。目前临床上越来越多地使用传统氧化锆制作单层结构的后牙全瓷冠，由于材料的强度高，对修复体厚度的要求明显降低，对应的牙体预备量也越来越少。

（3）剩余牙体组织的保护

𬌗贴面由于没有明显的冠内固位形，其对剩余牙体组织不会产生有害的拉应力，覆盖全部牙尖的形式也可一定程度上增强剩余牙体组织的抗力。部分包绕型和全包绕型𬌗贴面由于不同程度地增加了轴面的覆盖，其对剩余牙体组织的保护作用更强。

全冠包绕了所有的牙面，包括𬌗面和全部的轴面，其在受力时对牙体组织产生压应力，能够最大程度地保护剩余牙体组织、防止牙齿劈裂。

以上从后牙修复方案选择影响因素的角度对𬌗贴面和全冠进行了比较。除以上因素外，在讨论𬌗贴面和全冠的选择时，还有一个重要的方面：修复体是否符合当下越来越推崇的微创理念。很多人认为全冠不够微创，牙体组织磨除量太多，尤其是牙颈部，但实际上后牙、尤其是磨牙，颈部是比较粗壮的，牙颈部通常不是最薄弱的位置，颈部是否预备对于这些牙齿的预后并没有至关重要的影响。此外，随着材料的发展，全冠所需要的修复空间已经发生了变化。全冠最早使用的材料如烤瓷熔附金属，因为金属内冠和饰瓷的双层结构，需要的牙体组织磨除量较多。而全瓷冠原来也多为双层结构，如氧化锆加饰瓷，相应的牙体预备量也较多。但是随着全瓷材料强度的提高，修复体的厚度要求随之降低，全冠的牙体预备量相应减少。如磨牙常用的单层氧化锆全瓷冠，其牙体预备量与金属冠近似，只需要𬌗面磨除 1.0 ～ 1.5 mm、轴面去除倒凹、颈部形成约 0.5 mm 的无角肩台即可。因此，对于后牙来说，全冠也可以成为一种相对微创的修复方法。

综上所述，从修复体的固位和强度的角度分析，𬌗贴面需要依靠釉质粘接来提供固位和强度支持，而全冠则需要良好的机械固位形和高强度的材料。从剩余牙体组织保护的角度分析，两者对牙齿均有不同程度的保护作用，总体而言全冠更强。从微创的角度分析，除了𬌗贴面外，全冠在选择高强度修复材料的情况下，牙体预备也可以较为微创。因此，𬌗贴面和全冠的差别主要体现在修复体的固位和抗力，而𬌗贴面的固位和抗力均与釉质粘接有关。那么，后牙缺损何时选择𬌗贴面、何时选择全冠修复？其关键决定因素是釉质。按照所需修复空间进行牙体预备后，釉质存留越多越可以选择微创的𬌗贴面修复。相反，釉质越少越要向全冠的方向靠拢，增加机械固位、增加修复材料的强度或修复体的厚度，从而保证修复体的固位和抗力。

24. 从嵌体到高嵌体 – 覆盖牙尖的高嵌体

近年来，得益于全瓷材料、椅旁数字化和粘接技术的发展，嵌体和高嵌体等传统的冠内固位修复体在后牙牙体缺损修复中的使用率有所上升。嵌体是一种嵌入牙体内部、用以恢复牙体缺损患牙的形态和功能的修复体。高嵌体一般由嵌体演变而来，覆盖部分或全部牙尖，旨在保护剩余牙体组织、降低牙齿劈裂的风险。从定义上来看，嵌体与高嵌体的区别主要在于是否覆盖牙尖，这里就涉及后牙缺损修复方案选择中最重要的影响因素：剩余牙体组织的保护。修复体不仅要满足固位和自身强度的要求，更要能够保护所修复的牙体组织、防止牙体组织的折裂。以下内容将围绕剩余牙体组织保护的原则，对嵌体和高嵌体两种冠内固位的修复体展开详细讨论。

（1）牙齿折裂原因和后牙折裂特点分析

①解剖因素

前牙牙颈部通常较为细窄，是牙齿的薄弱区域。磨牙牙颈部相对粗壮，而𬌗面的窝沟点隙等部位可能存在发育缺陷，是牙体结构中较为薄弱的部分。

②牙体缺损状况

牙体缺损量越大，剩余牙体组织的强度越低，牙齿越容易发生折裂。大量研究表明，根管治疗后牙齿抗力的下降是由于牙体组织缺损造成的。一方面，需要进行根管治疗的牙齿术前多伴有不同程度的病损（如龋坏、外伤）。另一方面，根管治疗过程中（如开髓洞形的制备、根管的机械预备）会进一步损失牙体组织。因此，根管治疗后的后牙有必要进行修复，否则容易造成牙齿折裂。

牙体缺损的部位对牙齿的抗力也有重要影响，尤其是对于失髓牙，边缘嵴的完整性对维持牙齿的抗力至关重要。Reeh 等研究发现，与完整的牙齿相比，根管治疗后的牙齿从仅有开髓洞形、到近中 / 远中边缘嵴缺失、再到邻面边缘嵴均缺失，其抗折性分别降低 20%、46% 和 63%。由此可见，根管治疗后丧失邻面边缘嵴的牙齿，抗折性能明显降低。尤其对于近中 – 殆面 – 远中（MOD）的缺损，颊舌壁是孤立的，中间缺少提供抗力的连接结构，如果所受侧向力过大或颊舌壁较薄，很容易出现牙齿的折裂。

③咬合因素

咬合因素包括咬合力的大小、方向和牙体应力的分布。咬合力越大，牙齿折裂的风险越大。相比于轴向力，侧向力更容易造成牙齿折裂，牙齿受力时应力集中的位置就是容易发生折裂的位置。

根据以上牙齿折裂的原因，我们来分析不同牙齿的折裂特点。前牙颈部薄弱，且咬合力多为侧向力，牙颈部是应力集中区，因此，前牙的折裂常见于牙颈部的断裂。磨牙颈部强壮，而殆面沟窝可能存在发育缺陷。磨牙的龋坏多发生于邻面，常累及殆面，形成邻殆或邻殆邻面龋坏。如果是失髓牙，根管治疗过程会进一步造成牙体组织丧失。磨牙所受咬合力多为轴向力和颊舌侧向力。当存在 MOD 缺损，磨牙在承受咬合力时牙体组织内会产生明显的拉应力，牙冠易发生近远中向劈裂（颊壁或舌壁劈裂）。因此，磨牙最常见的折裂方式是冠部的劈裂。前磨牙的解剖、受力和应力分布兼有前牙和磨牙的特点，介于前牙和磨牙之间，容易发生的折裂类型既有牙颈部断裂也有牙冠劈裂。

（2）牙齿折裂的预防策略——从嵌体到覆盖牙尖的高嵌体

后牙最常见的折裂形式是冠部的劈裂，那么我们如何保护所修复的牙体组织、防止牙冠的劈裂呢？

如果使用嵌体恢复缺损，如前所述，由于嵌体进入牙体内部，受力时将应力传导至洞固位形的侧壁，在剩余牙体组织内部产生有害的拉应力。釉质和牙本质的力学特征是抗压不抗拉，拉应力的存在会增加牙齿劈裂的可能性，也就是说嵌体只能修复缺损的牙体组织，而不能为剩余牙体组织提供保护。因此，使用嵌体修复时，要求剩余的牙体组织有足够的强度来提供抗力并保证修复体的固位。临床上嵌体通常用于修复缺损较小的活髓牙。

当牙体缺损相对较大时，嵌体洞形过深或过宽，在受侧向力时，过大的拉应力很可能会导致剩余牙体组织的劈裂。要减少劈裂的发生，就要减少有害的拉应力，其中一种方法就是覆盖牙尖、将嵌体改为高嵌体，增加𬌗面的覆盖后，对牙体组织产生的有害拉应力将很大一部分转变为有利的压应力。大量研究表明，覆盖牙尖后剩余牙体组织的抗折强度明显增高。因此，当后牙存在薄弱牙尖时，应采用覆盖牙尖的修复方式，降低牙齿劈裂的可能性。但需要注意的一点是，高嵌体是由嵌体演化而来，同样有冠内固位形（洞固位形），仍有部分修复体进入到牙体组织内部，在提供固位的同时仍然会对洞壁产生有害的拉应力，也就是说高嵌体不能完全消除有害的拉应力（图8）。因此，使用高嵌体修复后牙缺损时要求剩余牙体组织有相对充足的抗力。临床上，高嵌体可以用于活髓牙，但应用于失髓牙时要慎重，特别是对咬合力大、剩余牙体组织薄弱的牙齿。

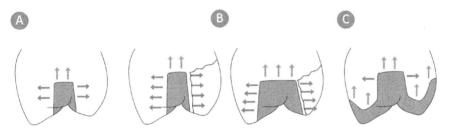

A. 嵌体对剩余牙体组织产生有害的拉应力；B. 当缺损较大、嵌体洞形过深或过宽时，拉应力可能导致牙体组织劈裂；C. 高嵌体覆盖𬌗面，一部分有害的拉应力转换为有利的压应力。
红色箭头示意拉应力，绿色箭头示意压应力。
图8　嵌体和高嵌体受力后牙齿内部应力分布特点（彩图见彩插7）

　　既然拉应力不可避免，在使用冠内固位修复体时，如何尽可能减少拉应力的产生呢？这里主要涉及修复材料的选择。不同的材料弹性模量不同，在进行冠内修复时，对牙体组织产生的应力不同。若使用弹性模量较低的材料，如玻璃陶瓷或近年来应用逐渐增多的新型复合材料树脂基陶瓷，受力过程中应力会在修复体内部分散吸收，减少窝洞侧壁有害拉应力的产生。相反，如果选择弹性模量高的材料（如氧化锆），修复体在受力过程中会将大量的应力直接传递到牙齿侧壁，增加牙齿劈裂的概率。因此，在进行冠内固位修复体的修复材料选择时，应尽可能选择弹性模量较低的材料。

如上所述，覆盖牙尖的高嵌体仍会对牙体组织产生有害的拉应力，那么哪种类型的修复体可以最大程度地消除拉应力呢？答案是全冠。下一节我们就将围绕嵌体和全冠在后牙缺损修复中的选择应用展开讨论。

25. 后牙美学修复：嵌体？还是全冠？

前文已详述后牙牙体缺损的修复体类型，这里我们聚焦嵌体和全冠这两类。嵌体和全冠都是传统的修复方式。近几年，随着椅旁数字化口腔医学与材料学的发展，嵌体在后牙牙体缺损修复中的使用率有所提升。因而一些年轻医师在进行后牙缺损修复时，产生了应该选择嵌体还是全冠的疑惑。

实际上，在许多情况下，二者没有可比性，并不是二选一的关系。例如后牙磨耗，患牙𬌗面形成表浅性的缺损，缺损平坦没有洞形，此时不必制备洞形来寻求冠内固位，应当使用以全冠为代表的冠外修复体修复。只有在一种情况下，后牙牙体缺损的修复方案有嵌体和全冠两个备选项，即在以龋病为主的病因作用下，患牙经过牙体牙髓治疗后，形成已有洞形。那么此时可以单纯将缺损恢复起来，即间接法制作嵌体或直接法树脂充填，也可以在树脂充填后行全冠修复。这种情况在临床上很常见，有必要探讨和明确选择依据。

首先，我们要明确嵌体和全冠各自的优缺点：

（1）嵌体的优点

①直接利用窝洞固位，去除腐质、薄壁弱尖和倒凹即可。

②轴面不需磨除。

③𬌗面不需磨除。

④龈边缘少，对牙周组织影响小。

（2）嵌体的缺点

①修复体固位较弱

虽然粘接技术取得了长足的发展，但仍存在粘接老化和病理性牙本质粘接等问题，所以在剩余牙体组织能够保持自身抗力的情况下，应当尽可能做出机械固位形。嵌体的机械固位主要依靠洞固位形，其制备过程技术敏感性高。全瓷嵌体要求洞深至少 2 mm，洞形的相对轴壁要尽可能平行或微向𬌗面外展 12°～15°。如洞形不标准，将会大大降低机械固位力。

②牙体抗力较弱

嵌体只能修复缺损，而不能保护剩余牙体组织。嵌体嵌入牙体内部，对患牙产生拉应力，而牙体组织抵抗拉应力的能力远小于压应力，因而容易造成牙体组织劈裂。尤其是 MOD 洞形的嵌体，颊舌壁薄弱，后牙颊舌壁劈裂的现象在临床上很常见。

③修复体强度较低

如设计了鸠尾固位形，则鸠尾的峡部将成为修复体的薄弱处，如过窄则易折断。在后牙缺损修复中，嵌体常采用玻璃陶瓷或树脂基陶瓷，材料本身的强度较弱，峡部的宽度应大于金属嵌体，一般在 1.5 ~ 2.0 mm 以上。

④边缘线复杂

嵌体的边缘构成复杂，有𬌗面边缘、轴面边缘和龈边缘，容易产生密合度、美观和强度等方面的问题。其中，𬌗面边缘的处理尤其复杂，难以完全避开正中、侧方及咀嚼中产生的各种咬合接触，而薄弱的边缘在强大的咬合力作用下，容易出现问题。

（3）全冠的优点

①修复体固位好：全冠具有良好的机械固位，其固位形的制备技术敏感性低。

②牙体抗力较强：全冠对牙体产生压应力，在受力时，可以有效保护剩余牙体组织免于劈裂。

③修复体强度高：全冠修复体在设计结构上自身不存在薄弱环节。

④边缘线相对简单：仅有龈边缘。

（4）全冠的缺点

①磨牙量相对较大。

②轴面磨除、尤其在制备龈边缘时，会磨除颈 1/3 的牙体组织，削弱牙颈部强度。

③殆面磨除。

④龈边缘如处理不当可导致牙周问题。

明确了嵌体和全冠各自的优缺点之后，我们所要做的就是克服缺点、强化优势。

从全冠的缺点出发，我们深入探讨一个问题：全冠轴面磨除带来的颈部薄弱的问题，在后牙牙体缺损修复中的影响究竟有多大呢？

在剩余牙体组织保护的问题上，前牙与后牙存在不同的挑战。如前所述，前牙颈部为应力集中区，故易于发生颈部折断。而后牙因发育沟、邻殆面龋坏和颊舌向受力等原因，易于发生牙冠劈裂。所以对于根管治疗后的后牙而言，颈部折断的风险要远小于牙冠劈裂。防止劈裂才是后牙剩余牙体组织保护的关键。因此，在修复中应尽量减少牙体组织受到的拉应力。高嵌体覆盖部分或全部牙尖，可以起到一定的变拉应力为压应力的作用。然而其冠内固位的固位方式仍不可避免地给患牙带来拉应力。就防止牙冠劈裂而言，全冠给牙体组织施加的全部为压应力，因而是最佳选择。

当牙体缺损过大、颈部剩余牙体组织已然过少的情况下，就不再是嵌体和全冠之间的选择，而应该使用桩核冠来加强颈部。去除薄壁弱尖后行桩核冠修复，一方面增加固位；另一方面将颈部薄弱处的应力转移到牙根。

此外，随着材料学的发展，修复体的极限厚度越来越薄，使全冠的备牙量逐渐减少，所以全冠也可以是微创的。而且，在临床牙冠高度足够的情况下，全冠还可以考虑向𬌗面提高边缘线，形成明显的龈上边缘，减少颈部磨除量的同时防止牙体组织劈裂。

从嵌体的缺点出发，结合前文已述的后牙缺损修复的 3 个要素：修复体固位、修复体抗力和剩余牙体组织保护，我们可以发现在这 3 个方面，嵌体的风险都比全冠大。因此，嵌体的适应证要从严把握：

①缺损大小：缺损越小，做嵌体的可能性越大。

②缺损部位：两个邻面边缘嵴是否缺损是关键。后牙主要受到颊舌向力，邻面边缘嵴的缺损意味着颊舌壁之间的连接缺失，所以在受到拉应力时更易劈裂。反之，如缺损的是颊舌面边缘嵴，如颊 - 𬌗面（BO）洞形，此时嵌体修复的风险将会大大降低。

③牙髓状况：失髓牙的强度降低是一个共识。其中很重要的原因是髓室顶的揭除造成的大面积牙体缺损，并且邻面缺损使颊舌两壁孤立。因此，从防止牙体组织劈裂的角度出发，嵌体应谨

慎应用于根管治疗后的患牙。

④咬合力大小：咬合力越大，做嵌体的可能性越小。

综上所述，我们并不能给嵌体和全冠之间的选用定一个明确、具体的指标，但可以有一个趋势。即在牙体缺损小、邻面边缘嵴完整、活髓牙和咬合力小的情况下，可以趋向于选择嵌体修复，反之则更倾向于全冠修复。

26. 嵌体冠的"前世今生"

嵌体冠又称髓腔固位冠，一般用于牙冠𬌗龈高度过低、已经完成根管治疗的后牙。经典的修复学把嵌体冠作为经过根管治疗的后牙牙体缺损修复的一种补充修复体类型。

嵌体冠有两种常见的牙体预备类型（图9）。最理想的是包绕牙冠的4个轴面、形成一定的冠外固位形，同时增加进入髓腔的冠内固位形作为辅助（图9A）。但当牙冠的颈部剩余牙体组织薄弱时，如果牙体预备包绕轴面则将导致颈部剩余牙体组织严重不足。这时嵌体冠边缘可设计为端端相接，覆盖𬌗面，主要利用髓腔形成的洞固位形获得机械固位，结合粘接固位（图9B）。从抗力的角度对这两种预备类型进行比较：冠外固位为主、冠内固位为辅的类型，受力时由于包绕了轴面，增加了有利的压应力，拉应力的产生相对减少，降低了牙体组织劈裂的可能；端端相接的类型只有冠内固位，嵌体冠在受侧向力时，侧壁会产生明显的拉应力，牙体组织劈裂的风险较大。

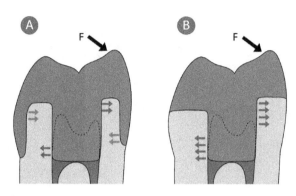

A.嵌体冠包绕4个轴面，增加了部分压应力；B.嵌体冠边缘端端相接，对剩余牙体组织只有拉应力。黑色箭头为牙齿受到外力作用方向，红色箭头示意拉应力，绿色箭头示意压应力。

图9 嵌体冠的预备类型和相应的牙体组织应力分布特点（彩图见彩插8）

任何类型的嵌体冠都会部分进入髓腔，有冠内固位，对牙体组织产生拉应力，有牙体组织劈裂的可能。因此，在选择修复材料时要考虑对剩余牙体组织的保护，选择弹性模量低的材料，如玻璃陶瓷和树脂基陶瓷。

嵌体冠目前在临床成为一个热议的话题，使用率越来越高，有些甚至是超出了嵌体冠的适应证。这里笔者引用徐军教授于《口腔固定修复的临床设计》一书中所写的一段话：

"嵌体冠"或"髓腔固位修复体"是人们不了解牙体硬组织的生物力学性能之前的一种做法。在同时兼有内外轴壁时是靠窝洞的内轴壁提供固位和抗力呢，还是靠外轴壁？MOD缺损甚至更复杂缺损形成的多个内轴壁能否与4个外轴壁形成共同就位道？能否增加固位还是更易导致预备体折断？轴沟与邻面箱形只是"辅助固位形"，主要的固位形仍然是 4 个外轴壁，之所以为"辅"而不能为"主"的原因是：其内颊侧壁或内舌侧壁在提供固位力的同时会在预备体内产生拉应力。牙本质的抗拉强度只是其抗压强度的 1/4 ～ 1/7，这决定了牙本质耐压不耐拉的性质。靠外轴壁固位，全冠受力时施加给预备体的以压应力为主，而靠内轴壁固位为主，受力时在预备体局部（内轴壁底部的危险截面上）会产生较大的拉应力。嵌体修复后易导致牙折，便是这个道理。对于一个全冠来说，有 4 个设计良好的轴壁已可以提供足够的固位力，增加的轴壁越多，越难保证形成共同就位道，还大大增加了牙折的可能性。所以选择充填缺损加全冠修复要比嵌体冠安全得多。

因此，虽然随着材料、粘接、数字化技术的飞速发展，嵌体冠等传统修复体的临床应用适应证较以往有了扩大的可能，但口腔修复学最核心的固位原理、抗力原理仍旧是修复方案和修复体类型选择的基本原则。对于根管治疗后的后牙牙体缺损，全冠是首选。当出现大面积牙体缺损，剩余牙体组织无法为全冠提供足够的固位和抗力，桩核冠是一个选择。若患牙牙冠拾龈高度不足、与对殆牙咬合距离过低，无法用全冠甚至桩核冠形成良好的修复体固位，这时只能利用髓腔形成冠内固位作为辅助固位形或者主要固位形，同时结合粘接固位，进行嵌体冠修复。

27. 上颌前磨牙楔状缺损修复方案的选择

楔状缺损是后牙牙体缺损中较为特殊的一类，临床上发病率较高，不同的缺损情况应该如何选择相应的修复方案，常常是许多临床医师感到困惑的问题。上颌前磨牙颊侧牙颈部是楔状缺损最常发生的部位之一，缺损导致患牙颈部薄弱，甚至可能发生牙髓炎、根尖周炎等。而上颌前磨牙在侧方咬合时又常为引导牙，承受较大的侧向力，牙颈部为应力集中区，因而容易发生牙颈部折断。因此，上颌前磨牙楔状缺损修复方案的选择应主要从如何加强和保护颈部、防止颈部折断的角度进行考虑。笔者对上颌前磨牙楔状缺损按照缺损程度进行了分类，并对不同程度的缺损制订了相应的修复方案。

（1）当患牙颈部缺损未露髓时（图10），选择复合树脂直接粘接修复。树脂充填时应分层充填以减少聚合收缩，同时要保证粘接的质量。充填树脂弹性模量应接近于牙本质，不宜过小。

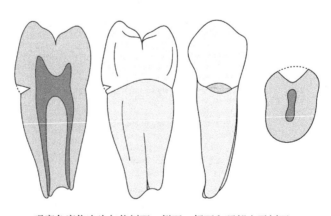

观察角度依次为矢状剖面、侧面、颊面和颈部水平剖面。

图10 上颌前磨牙楔状缺损未露髓（彩图见彩插9）

(2)当患牙楔状缺损露髓、牙颈部的缺损小于颊面宽的1/3时（图11），经过根管治疗后，建议选择复合树脂直接粘接修复。研究表明，根管治疗后牙齿的化学成分和物理结构变化不大，如果根管治疗时只有开髓洞形，抗折强度降低不明显。根管治疗后小面积缺损直接树脂充填修复后牙体组织应力分布几乎不变。楔状缺损小时，剩余颈部牙体组织较多，直接树脂充填可降低颈部折断的概率。

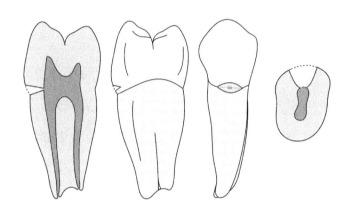

观察角度依次为矢状剖面、侧面、颊面和颈部水平剖面。
图11 上颌前磨牙根管治疗后，牙颈部楔状缺损小于颊面宽的1/3（彩图见彩插10）

（3）当患牙楔状缺损露髓，牙颈部缺损较大、但缺损未超过颊面的邻颊轴角时（图12），根管治疗后，建议选择的修复方案是纤维桩修复加树脂充填，利用纤维桩来增强牙颈部的抗折强度。因缺损未跨越邻颊轴角，缺损上部的牙体组织在其下方有较完整的支撑，可不去除。修复后注意调𬌗以减少侧向力。

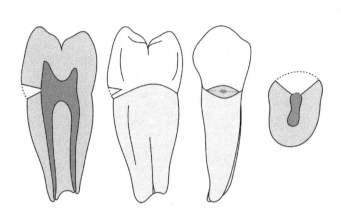

观察角度依次为矢状剖面、侧面、颊面和颈部水平剖面。

图 12　根管治疗后，牙颈部楔状缺损较大，但缺损未超过颊面的邻颊轴角
（彩图见彩插 11）

（4）当患牙楔状缺损露髓，牙颈部楔状缺损超过颊面的邻颊轴角、但缺损未超过近远中邻面的 1/2 时（图 13A ～图 13C），根管治疗后，建议选择的修复方案如下：如牙颈部剩余邻面壁牙体组织厚度足够（图 13D），患牙咬合力较小，可保留缺损上部的牙体组织，选择纤维桩修复加树脂充填；如牙颈部剩余邻面壁牙体组织厚度不足（图 13E），患牙咬合力较大，此时缺损上部的牙体组织在其下方的支撑减弱，可考虑去除。去除后需要进行冠修复以恢复缺损，而全冠预备将进一步降低颈部的抗折强度，此时应使用金属桩将应力转移至根管，并尽量预备形成颊侧牙本质肩领。修复后同样应注意调𬌗以减少侧向力。

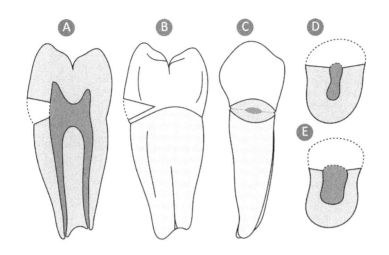

观察角度依次为：A. 矢状剖面；B. 侧面；C. 颊面；D. 颈部水平剖面，牙颈部剩余
邻面壁牙体厚度足够；E. 颈部水平剖面，牙颈部剩余邻面壁牙体厚度不足。

**图 13　根管治疗后，牙颈部楔状缺损超过颊面的邻颊轴角，但缺损未超过
近远中邻面的 1/2（彩图见彩插 12）**

　　当患牙楔状缺损露髓、牙颈部楔状缺损超过近远中邻面
的 1/2 时（图 14），根管治疗后修复缺损时，由于颈部缺损上
部的牙体组织下方的支撑不足，应将其磨除。磨除后需要进行
冠修复来恢复冠部缺损，并使用金属桩来提供固位并将应力
转移至根管，从而保护薄弱的牙颈部。修复后同样应注意调𬌗
以减少侧向力。

　　以上修复方案选择主要考虑了楔状缺损的大小和牙髓状况
等，但临床上影响上颌前磨牙牙体缺损修复方案选择的因素很
多，还包括侧方咬合的𬌗型、咬合力大小等，应根据患牙具体
情况综合分析，统筹设计。

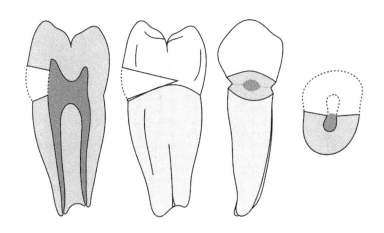

观察角度依次为矢状剖面、侧面、颊面和颈部水平剖面。

图 14 根管治疗后，牙颈部楔状缺损超过近远中邻面的 1/2（彩图见彩插 13）

大面积牙体缺损修复方案的选择

28. 从桩冠到桩核冠

　　桩核冠是大面积牙体缺损的常用修复方法。大面积牙体缺损是指患牙冠部硬组织大部分缺失，甚至累及牙根。由于牙冠剩余牙体组织不足，单独使用全冠修复无法获得良好的固位。根管是一个可以利用的天然固位结构，为了增加固位，可以将修复体的一部分插入根管内以获得根内固位，插入根管内的这部分被称为桩。

　　利用桩为全冠提供固位的方法已经有了几个世纪的应用历史。早期使用的时候，桩和冠是一体的，1878 年出现的用于大面积牙体缺损的修复体 Richmond Crown 就是一个典型代表，其被认为是现代桩冠的鼻祖。这类利用桩插入根管内以获得固位的冠修复体被称作桩冠（dowel crown），曾经在临床上广泛应用于大面积牙体缺损的修复，其特点在于桩的部分和冠的部分是一体的。现在临床所普遍使用的大面积牙体缺损的修复体在原有基础上进行了改良，即桩核和冠呈现分体的状态，两者分别制作，各自独立。桩首先就位于根管内，利用摩擦力和粘接力与根管内壁之间获得固位，然后核固定于桩之上，与冠部剩余牙体组织共同形成全冠预备体，最后冠就位于桩核之上，称之为桩核冠。

为什么用于大面积牙体缺损、使用根管内桩固位的修复体从桩冠演变为桩核冠呢？换言之，为什么从桩和冠一体演变为桩和冠分体呢？与早期一体式的桩冠相比，分体式的桩核冠有以下3个优点：①边缘密合性好；②可以单独更换外面的全冠，而不需将桩取出；③如果作固定义齿的基牙，更容易取得共同的就位道。

但更重要的原因是分体式的桩核冠修复体能够改变受力后剩余牙体组织内应力分布的特点，降低根折的风险。桩和冠一体式的桩冠，当修复体受到咬合力时，应力全部从冠传递至根管内的桩，导致咬合力全部转换为桩对根管壁所产生的有害拉应力，使根折的风险大大增加。而桩和冠分体的桩核冠，冠包绕颈部牙本质肩领处的牙体组织，其在受到咬合力时，一部分应力从冠传递至患牙颈部健康的牙体组织上，对牙体组织产生的是有利的压应力；另一部分应力从冠传递至根管内的桩，桩对根管壁产生有害的拉应力。也就是说，分体式的桩核冠因为有了牙本质肩领部分的冠外固位，修复体在受力过程中对牙体组织产生部分有利的压应力、减少了有害的拉应力，从而提高了牙齿桩核冠修复后的抗折性能（图 15）。

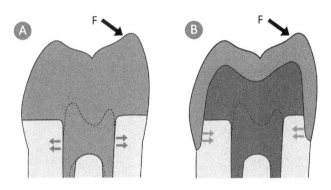

A. 桩冠；B. 桩核冠。黑色箭头为牙齿受到外力作用方向，红色箭头示意拉应力，绿色箭头示意压应力。

图 15　桩冠和桩核冠受力后牙齿内部应力分布的比较（彩图见彩插 14）

29. 牙本质肩领的意义

牙本质肩领（ferrule）是大面积牙体缺损桩核冠修复中一个非常重要的概念，最早由徐军教授在 1995 年翻译命名，后为大家广为使用。牙本质肩领要求桩核冠中最终全冠的边缘至少包过剩余牙体组织断面高度的 1.5 ～ 2.0 mm。在桩核冠修复远期效果的影响因素中，牙本质肩领的意义远大于桩、核或全冠材料的选择。牙本质肩领可以提高牙齿的完整性，增强患牙的抗折强度，降低根折的风险。因此，在大面积牙体缺损的桩核冠修复设计中一定要遵从牙本质肩领的要求，特别当修复材料是弹性模量与牙本质近似的玻璃纤维桩和石英纤维桩时，受力时牙颈部是应力集中区，一定要形成良好的牙本质肩领。

1976 年，Eissman 和 Radke 第一次使用"牙本质肩领效应（ferrule effect）"来描述这一概念，认为将全冠边缘向龈方延伸 2 mm 所形成的环绕于冠部牙面 360°的金属环产生了"牙本质肩领效应"。1990 年，Sorensen 和 Engelman 对牙本质肩领效应的定义进行了改进和完善："全冠颈部的金属环 360°包绕预备体龈边缘冠方的剩余牙体组织，被包绕的牙体组织的相对轴面应尽量平行，其作用是通过包绕剩余的牙体组织提高牙齿的抗力"。

因此，桩核冠所要修复的大面积牙体缺损患牙，其最终全冠预备体龈边缘冠方应保存高度至少为 1.5 ～ 2.0 mm 且相对轴面尽量平行的牙体组织，形成牙本质肩领。这部分牙体组织被全冠 360°包绕，使全冠所承受的咬合力大部分以压应力的形式传递至牙体组织，而不是全部传递至桩而对根管壁产生过大的拉应力，导致牙根折裂（图 16）。因此，牙本质肩领的存在可以改善根管壁的应力分布，减少有害的拉应力，是防止桩核修复后根折发生的决定因素之一。

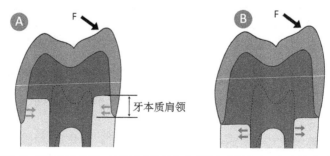

A. 有牙本质肩领；B. 无牙本质肩领。黑色箭头为牙齿受到外力作用方向，红色箭头示意拉应力，绿色箭头示意压应力。

图 16　牙本质肩领的有无对牙齿内部应力分布的影响（彩图见彩插 15）

理想的牙本质肩领应满足以下要求：①全冠边缘位于健康的牙体组织上；②全冠边缘所包绕的剩余牙体组织的高度至少为1.5～2.0 mm，厚度至少为1 mm；③全冠边缘所包绕的剩余牙体组织相对轴面平行；④全冠边缘360°包绕剩余牙体组织。

临床上，根据所选择的最终全冠修复体的要求对剩余牙体组织进行预备，去除龋坏、薄壁等，其余则为可予保存的部分，这部分剩余牙体与核一起形成全冠预备体。当患牙牙体缺损过大，颈部剩余牙体组织无法获得理想的牙本质肩领时，为获得良好的牙本质肩领可采用两种方法：①牙冠延长术，去除一定的牙槽骨或牙龈，暴露根方牙体组织；②正畸牵引，通过正畸力将牙根向冠方牵引。牙冠延长术和正畸牵引一定要遵从生物学宽度的要求。为了达到牙本质肩领和生物学宽度的要求，牙槽嵴顶以上应保留至少4 mm的牙体组织，包括1.5～2.0 mm的牙本质肩领、0.5 mm的全冠边缘与龈沟底之间的距离和2 mm的生物学宽度。

30. 大面积牙体缺损：何时需要用桩？

要回答这个问题，我们首先要明确桩的功能是什么。桩的功能有二：提供固位和传导应力。

（1）提供固位

桩最重要的功能是提供固位。当大面积牙体缺损，剩余牙体组织不足，无法为充填体或核材料提供足够的固位时，就要使用桩固位于根管结构中，核材料固位于桩之上，核材料与剩余牙体组织共同形成理想的全冠预备体外形，为最终的全冠提供固位。

（2）传导应力

人们最初对桩的认知是桩可以增加根管治疗后牙齿的强度，甚至到现在还有很多医师有这样的观点，认为只要是根管治疗后的牙齿都需要用桩来修复和加固。但大量的研究（包括离体牙断裂强度实验、疲劳强度实验、临床回顾性研究等）均不支持上述观点，桩不能增加根管治疗后牙齿的强度，桩修复甚至可能增加根折的风险。

如果说桩修复不能增加根管治疗后牙齿的强度，临床上却有一些相反的病例，如某些根管治疗后的前牙，颈部牙体组织薄弱，桩修复后可以减少颈部折断的风险。这样说来在某些情况下，桩又似乎可以增加根管治疗后牙齿的强度。怎样理解呢？一个物体整体的强度是由其最薄弱的部位决定的，而非最坚硬的部位，牙齿也是这样。大面积牙体缺损的牙齿，经过了根管治疗，可能的薄弱部位包括牙颈部和根管壁。对于一颗具体的患牙，修复设计时要评价其最薄弱的部位是哪里，保护其最薄弱处就可以提高牙齿整体的抗力，这里就涉及桩的传导应力功能。在下文关于桩的材料的讨论中，将详细解析桩的弹性模量对牙齿内部应力分布的影响。简单地概括，所谓传导应力，就是弹性模量越高的桩越能将修复前集中于牙颈部的应力向根管壁传递。通过使用不同材料的桩来调整牙齿内部的应力分布，可以有针对性地改善牙齿薄弱区域的抗力。因此，桩虽然不能单纯地、整体地提高牙体的强度，但可以传导应力，使力在牙体内部再分配，从而达到"取长补短""能者多劳"的目的。

明确了桩的两大功能之后，我们再来回答临床上大面积牙体缺损修复中最容易出现的困惑：何时使用桩？

从固位的角度分析，由于龋、外伤、磨耗等原因造成牙体缺损并经过根管治疗的患牙，在经过髓腔通路制备、牙体预备后，通常已经丧失大量的牙体组织。当冠部剩余牙体组织量不足，无法为核树脂等充填材料提供足够的固位时，就要使用桩固位于根管中、核固位于桩之上，最后核与冠部剩余牙体组织共同形成全冠预备体外形、为全冠提供固位。

从应力传导的角度分析，如果大面积缺损牙齿牙颈部的剩余牙体组织薄弱，修复后容易发生牙颈部折断，这时可以使用弹性模量较高的桩将应力从牙颈部转移至根管壁，从而保护最为薄弱的牙颈部。相反，对于根管壁薄弱的牙齿，使用弹性模量与牙本质近似的桩，可以使应力在牙根内均匀分布，减少根折的风险。

31. 纤维桩？还是金属桩？

临床上大面积缺损牙齿的修复中如何选择桩的材料？是选择金属桩还是纤维桩？这是一个令众多医师感到疑惑的经典问题。

有人认为纤维桩最好，无金属、美观、不易导致根折等；有人认为金属桩最好，强度高、历史久等。到底应该如何进行桩的材料选择呢？以下主要从不同材料的桩修复对牙齿内部应力分布影响的角度进行分析。

弹性模量作为材料的重要力学参数之一，能够对桩修复后牙齿内部应力的分布产生重要的影响。临床上常见的几种桩材料的弹性模量如图 17。牙本质的弹性模量为 18.6 GPa，玻璃纤维桩为 20 ～ 30 GPa，金桩约为 100 GPa，镍铬合金桩约为 200 GPa，氧化锆桩约为 210 GPa。其中，纤维桩（玻璃纤维桩和石英纤维桩）的弹性模量与牙本质近似，而镍铬合金桩和氧化锆瓷桩的弹性模量远高于牙本质。

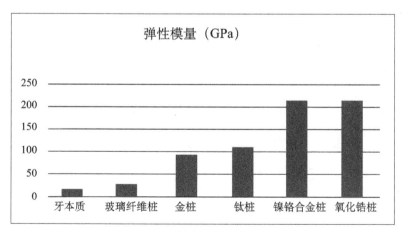

图 17 不同桩材料的弹性模量

桩的弹性模量与桩修复后牙齿的强度有何关系呢？笔者课题组此前采用有限元应力分析的方法比较了上中切牙纤维桩和镍铬

合金桩修复后牙齿内的应力分布情况（图18）。由图18A可见，纤维桩修复后，牙颈部是应力集中区（红和黄颜色所示区域）。而镍铬合金桩修复后（图18B），原来牙颈部的应力集中消失了，应力集中于桩与根管壁的界面。通过以上研究我们得出结论：使用与牙本质弹性模量近似的纤维桩修复时，牙根内的应力分布与天然牙近似，应力集中区在牙颈部。但使用弹性模量远大于牙本质的镍铬合金桩修复时，改变了天然牙原有的应力分布形式，应力集中区转移到桩−根管壁界面，牙颈部应力降低。因此，桩除了提供固位的功能以外，还可以改变牙体内的应力分布情况。弹性模量越高的桩改变应力分布的功能越明显，越可以将应力从天然牙的牙颈部转移到桩与根管壁界面。

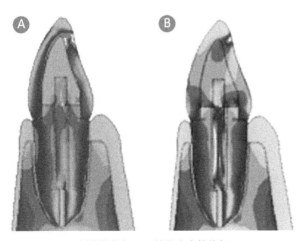

A. 纤维桩修复；B. 镍铬合金桩修复。

图18　不同材料的桩修复后牙齿内部应力分布的情况（彩图见彩插16）

再回到一开始的问题，大面积牙体缺损牙齿的修复中如何选择桩的材料？回答这个问题主要依据桩的传导应力的功能去综合分析。大面积牙体缺损修复时我们首先要分析所修复牙齿何处是最薄弱的区域，是牙颈部还是根管壁？不同牙齿的薄弱区域是不同的。前牙牙颈部细窄，而龋坏多发生于邻面、常累及颈部，导致牙颈部更加薄弱。前牙所受的咬合力多为侧向力，牙颈部是应力集中区。因此，前牙的薄弱区域是牙颈部。与前牙相比，磨牙牙颈部通常较为粗壮，从解剖和受力特点分析，其最常见的折裂是冠部的劈裂而非颈部的断裂，也就是说，磨牙的薄弱区域通常并非位于牙颈部。前磨牙的解剖、受力和应力分布兼有前牙和磨牙的特点，既可能发生颈部的断裂，又可能发生冠部的劈裂。从剩余牙体组织保护的角度分析，使用桩的目的之一就是根据桩对应力的传导功能，使应力集中区远离和避开牙体最薄弱的区域。当牙颈部剩余牙体组织良好、有理想的牙本质肩领时，牙颈部不是薄弱区，这时可以选择弹性模量近似于牙本质的桩，如纤维桩，不改变牙齿原来的应力分布规律，应力集中区仍位于牙颈部，没有将应力转移至根管壁，从而降低了桩修复后根折的发生率。相反，当牙颈部剩余牙体组织薄弱、没有良好的牙本质肩领时，如果根管壁相对强壮，牙齿最薄弱的区域位于牙颈部，为了防止修复后牙齿的断裂，需要将应力集中区搬离薄弱的牙颈部，这时弹性模量较高的金属桩就是一个合适的选择。弹性模量较高的金属桩将应力从牙颈部转移至相对强壮的根管壁，从而保护了最为薄弱的牙颈部。

总之，能量是守恒的，牙齿受到的咬合力是不会消失的，我们能做到的就是使用弹性模量适宜的桩传导应力，让应力尽可能远离牙体最薄弱的区域。

32. 嵌体冠还是桩核冠？

嵌体冠又称髓腔固位冠，是利用髓腔固位的一种后牙修复体类型。一般用于牙冠殆龈高度过低、已经完成根管治疗的后牙，剩余牙体组织无法为全冠提供良好的固位形，这时可使修复体进入髓腔提供冠内固位，作为辅助固位形或主固位形。

经典的修复学把嵌体冠作为经过根管治疗的后牙牙体缺损修复的一种补充修复体类型。但近年来，随着全瓷材料和粘接技术的发展，临床上嵌体冠的使用有所增加，有观点甚至认为嵌体冠在某种程度上可以替代桩核冠。另有观点认为嵌体冠牙体预备时，其边缘应设计为端端相接，覆盖殆面，利用髓腔形成冠内固位形获得机械固位，结合粘接固位。以上观点认为嵌体冠与桩核冠相比有以下优点：不进入根管，减少根折的概率；不磨除颈部牙体组织，减少患牙强度的降低。那么，嵌体冠可以替代桩核冠吗？

先让我们回顾一下前文所述的桩冠的演变，桩冠从最初的冠和桩一体式改良为现在的冠和桩分体式。冠和桩分体式的桩冠称为桩核冠。分体式的桩核冠较一体式的桩冠最大的优势在于改善了牙齿应力的分布，减少根折的风险。桩和冠一体的桩冠受到咬合力时，应力从冠传递至根管内的桩，桩对根管壁产生有害的拉应力，增加根折的风险。而桩和冠分体的桩核冠受到咬合力时，一部分应力从冠传递至患牙颈部健康的牙体组织，而不是全部传递至桩。减少了对根管壁有害的拉应力，从而降低了桩核冠修复后根折的可能性。

在此基础上我们分析一下边缘为端端相接的嵌体冠的应力分布特点。这类嵌体冠可以看作是进入髓腔的高嵌体，但嵌体冠修复的是失髓牙，其强度明显低于活髓牙。嵌体冠受力时应力传递至进入髓腔的修复体，进而传递至剩余牙壁，对剩余牙壁产生有害的拉应力，增加了牙齿劈裂的可能。

因此，对于嵌体冠我们不能仅仅看到其不进入根管、不磨除颈部牙体组织的优点，还要看到其应力分布的劣势。如果根管治疗后的后牙剩余牙体组织可以为核树脂等充填材料提供足够固位，可以先使用核树脂充填缺损，与剩余牙体组织共同形成良好的全冠预备体外形，然后进行全冠修复。如果根管治疗后的后牙剩余牙体组织不能为核树脂等充填材料提供足够的固位，则可以增加桩，利用根管固位，选择桩核冠修复。当患牙牙冠殆龈高度过低、剩余牙体组织无法为全冠提供良好的固位形，这时可将修复体进入髓腔提供冠内固位，作为辅助固位形，外面再结合全冠的冠外固位。这种冠外固位为主、冠内固位为辅的嵌体冠牙体预备类型，受力时由于修复体包绕了轴面，增加了有利的压应力，减少了有害的拉应力，降低了牙体劈裂的可能。只有当牙颈部剩余牙体组织薄弱，如果牙体预备包绕轴面则导致牙颈部剩余牙体组织强度进一步降低，这时嵌体冠边缘可设计为端端相接，不覆盖轴面，主要利用髓腔形成的洞固位形获得机械固位，或者依赖粘接固位。

33. 根管治疗后桩修复的时机

桩核冠修复的第一步即确定根管治疗后桩修复的时机。如原根管治疗不完善，桩核冠修复后，患牙可能会出现咬合痛等不适症状，如需重新根管治疗，则需要拆除桩。然而桩的拆除比较困难，尤其是铸造金属桩核，其密合度很高，很难取出，拆桩过程对患牙的损伤也较大。因此，如根管治疗后开始桩修复的时机过早，可能会导致修复后一系列棘手的问题，最终致使患牙桩核冠修复失败。反之，如根管治疗后开始桩修复的时机过晚，一方面，冠方封闭不良可能会导致感染物通过微渗漏途径持续进入根管，致使根管治疗失败。另一方面，在行使功能的过程中长期没有冠保护，也将增大患牙在观察期间劈裂的风险。

桩核冠修复的前提是需要对患牙进行完善的根管治疗。一般需要在根管治疗后观察一定时间（通常为 1 ～ 2 周），确认没有任何自发痛、叩痛等临床症状和体征，原有的瘘管已经愈合，这时才可以进行桩核冠修复。在观察期间需要使用暂时充填材料严密封闭根管口，防止冠方微渗漏。短期观察可使用氧化锌类暂封材料。如果观察时间较长（2周以上），则需要换用玻璃离子或复合树脂等长期充填材料严密封闭根管口。

根据治疗前患牙的牙髓状况和根尖周情况，桩核冠修复前需要观察的时间长短不同：

（1）原牙髓正常或有牙髓炎但未累及根尖者，根管治疗后的观察时间可缩短，在观察无临床症状后可以尽早开始修复。

（2）有根尖周炎的患牙一般需要在根管治疗后观察 1 周以上，确认没有临床症状才可开始修复。

（3）根尖周病变范围过大的患牙，应在根管治疗后延长观察时间，等待复查根尖周病变基本愈合或明显缩小，并且无临床症状才可以开始桩核冠修复。

临床中会有一些根管治疗后的患牙，经影像学检查确认根尖病变已经愈合，无自发痛症状，但患者可能在数月甚至更长的时间内存在咬合不适或叩诊不适等临床症状和体征。这时要首先全面检查，必要时结合牙齿锥形束 CT（cone beam computed tomography，CBCT）影像，排除根折等问题。排除引起咬合不适的可能病因后，在与患者详细沟通、知情同意的基础上，可以开始桩核冠修复，以避免过长时间不修复导致的其他并发症。

参考文献

1. F LOBBEZOO, J AHLBERG, K G RAPHAEL, et al.International consensus on the assessment of bruxism：report of a work in progress.J Oral Rehabil，2018，45（11）：837-844.

2. ANDERS JOHANSSON, RIDWAAN OMAR, GUNNAR E CARLSSON, et al. Bruxism and prosthetic treatment：a critical review.J Prosthodont Res，2011，55（3）：127-136.

3. A LUSSI, N SCHLUETER, E RAKHMATULLINA, et al.Dental erosion——an overview with emphasis on chemical and histopathological aspects.Caries Res，2011，45 Suppl 1：2-12.

4. M M S SALAS, G G NASCIMENTO, M C HUYSMANS, et al.Estimated prevalence of erosive tooth wear in permanent teeth of children and adolescents：an epidemiological systematic review and meta-regression analysis.J Dent，2015，43（1）：42-50.

5. 谭建国 . 牙列重度磨耗的病因和鉴别诊断 . 中华口腔医学杂志，2020，55（8）：599-602.

6. 瞿星，周学东 . 酸蚀症的病因、诊断及防治策略 . 中华口腔医学杂志，2020，55（5）:289-295.

7. 中华口腔医学会口腔美学专业委员会，中华口腔医学会口腔材料专业委员会 . 全瓷美学修复材料临床应用专家共识 . 中华口腔医学杂志，2019，54（12）：825-828.

8. JOHANNA TANNER, HENRIKA NIEMI, ESSI OJALA, et al.Zirconia single crowns and multiple-unit fdps-an up to 8-year retrospective clinical study.J Dent, 2018, 79：96-101.

9. EMMANOUIL-GEORGE C TZANAKAKIS, IOANNIS G TZOUTZAS, PETROS T KOIDIS, et al.Is there a potential for durable adhesion to zirconia restorations？ A systematic review.J Prosthet Dent, 2016, 115（1）：9-19.

10. S GHODSI, Z JAFARIAN.A review on translucent zirconia.Eur J Prosthodont Restor Dent, 2018, 26（2）：62-74.

11. ANDREA COLDEA, MICHAEL V SWAIN, NORBERT THIEL.Mechanical properties of polymer-infiltrated-ceramic-network materials.Dent Mater, 2013, 29（4）：419-426.

12. ROSA PULGAR, CRISTINA LUCENA, CRISTINA ESPINAR, et al.Optical and colorimetric evaluation of a multi-color polymer-infiltrated ceramic-network material. Dent Mater, 2019, 35（7）：e131-e139.

13. 谭建国.牙体缺损微创修复的贴面类型和应用.中华口腔医学杂志，2020, 55（7）:515-518.

14. IRENA SAILER, NIKOLAY ALEXANDROVICH MAKAROV, DANIEL STEFAN THOMA, et al.Corrigendum to "All-ceramic or metal-ceramic tooth-supported fixed dental prostheses（fdps)？ A systematic review of the survival and complication rates.Part Ⅰ：Single Crowns（SCs）".Dental Mater, 2016, 32（12）：e389-e390.

15. P MAGNE, W H DOUGLAS.Porcelain veneers：dentin bonding optimization

and biomimetic recovery of the crown.Int J Prosthodont, 1999, 12（2）: 111-121.

16. P MAGNE, W H DOUGLAS.Design optimization and evolution of bonded ceramics for the anterior dentition: a finite-element analysis.Quintessence Int, 1999, 30（10）: 661-672.

17. M PEUMANS, B VAN MEERBEEK, P LAMBRECHTS, et al.Five-year clinical performance of porcelain veneers.Quintessence Int, 1998, 29（4）: 211-221.

18. BURÇIN AKO LU VANLIO LU, YASEMIN KULAK-ÖZKAN.Minimally invasive veneers: current state of the art.Clin Cosmet Investig Dent, 2014, 6: 101-107.

19. DANIEL EDELHOFF, JOHN A SORENSEN.Tooth structure removal associated with various preparation designs for anterior teeth.J Prosthet Dent, 2002, 87（5）: 503-509.

20. DEISI CARNEIRO DA COSTA, MARGARETH COUTINHO, ALBERT SCHIAVETO DE SOUSA, et al.A meta-analysis of the most indicated preparation design for porcelain laminate veneers.J Adhes Dent, 2013, 15（3）: 215-220.

21. M FERRARI, S PATRONI, P BALLERI.Measurement of enamel thickness in relation to reduction for etched laminate veneers.Int J Periodontics Restorative Dent, 1992, 12（5）: 407-413.

22. F J TREVOR BURKE.Survival rates for porcelain laminate veneers with special reference to the effect of preparation in dentin: a literature review.J Esthet Restor Dent, 2012, 24（4）: 257-265.

23. ELIF OZTÜRK, SÜKRAN BOLAY.Survival of porcelain laminate veneers

with different degrees of dentin exposure：2-year clinical results.J Adhes Dent，2014，16（5）：481-489.

24. PASCAL MAGNE，JOSEPH HANNA，MICHEL MAGNE.The case for moderate "guided prep" indirect porcelain veneers in the anterior dentition.The pendulum of porcelain veneer preparations：from almost no-prep to over-prep to no-prep.Eur J Esthet Dent，2013，8（3）：376-388.

25. H DUMFAHRT，H SCHÄFFER.Porcelain laminate veneers.A retrospective evaluation after 1 to 10 years of service：Part II——clinical results.Int J Prosthodont，2000，13（1）：9-18.

26. MARLEEN PEUMANS，JAN DE MUNCK，STEFFEN FIEUWS，et al. A prospective ten-year clinical trial of porcelain veneers.J Adhes Dent，2004，6（1）：65-76.

27. MARCO M M GRESNIGT，WARNER KALK，MUTLU ÖZCAN，et al.Clinical longevity of ceramic laminate veneers bonded to teeth with and without existing composite restorations up to 40 months.Clin Oral Investig，2013，17（3）：823-832.

28. PETRA C GUESS，CHRISTIAN F J STAPPERT.Midterm results of a 5-year prospective clinical investigation of extended ceramic veneers.Dent Mater，2008，24（6）：804-813.

29. C M SEDGLEY，H H MESSER.Are endodontically treated teeth more brittle？J Endod，1992，18（7）：332-335.

30. J LINN，H H MESSER.Effect of restorative procedures on the strength of

endodontically treated molars.J Endod, 1994, 20 (10) : 479-485.

31. E S REEH, W H DOUGLAS, H H MESSER.Stiffness of endodontically-treated teeth related to restoration technique.J Dent Res, 1989, 68 (11) : 1540-1544.

32.SANTIAGO GONZÁLEZ-LÓPEZ, FRANCISCO DE HARO-GASQUET, MIGUEL ANGEL VÍLCHEZ-DÍAZ, et al.Effect of restorative procedures and occlusal loading on cuspal deflection.Oper Dent, 2006, 31 (1) : 33-38.

33. PASCAL MAGNE, LUÍS L BOFF, ELISA ODERICH, et al.Computer-aided-design/computer-assisted-manufactured adhesive restoration of molars with a compromised cusp: effect of fiber-reinforced immediate dentin sealing and cusp overlap on fatigue strength.J Esthet Restor Dent, 2012, 24 (2) : 135-146.

34. BEATA DEJAK, ANDRZEJ MLOTKOWSKI, MACIEJ ROMANOWICZ. Strength estimation of different designs of ceramic inlays and onlays in molars based on the Tsai-Wu failure criterion.J Prosthet Dent, 2007, 98 (2) : 89-100.

35. WEIQIANG YU, KEWU GUO, BAOWEI ZHANG, et al.Fracture resistance of endodontically treated premolars restored with lithium disilicate CAD/CAM crowns or onlays and luted with two luting agents.Dent Mater J, 2014, 33 (3) : 349-354.

36. CHUN-LI LIN, YEN-HSIANG CHANG, CHE-AN PAI.Evaluation of failure risks in ceramic restorations for endodontically treated premolar with MOD preparation. Dent Mater, 2011, 27 (5) : 431-438.

37. JOSÉ AUGUSTO SEDREZ-PORTO, WELLINGTON LUIZ DE OLIVEIRA DA ROSA, ADRIANA FERNANDES DA SILVA, et al.Endocrown restorations: a systematic review and meta-analysis.J Dent, 2016, 52: 8-14.

中国医学临床百家

38. ANDREAS BINDL, BJÖRN RICHTER, WERNER H MÖRMANN.Survival of ceramic computer-aided design/manufacturing crowns bonded to preparations with reduced macroretention geometry.Int J Prosthodont, 2005, 18 (3): 219-224.

39. 谭建国，冯敏，周丽晶.两种桩系统修复对根管治疗牙强度影响的有限元应力分析.现代口腔医学杂志，2006，20 (2): 181-183.

40. BEATA DEJAK, ANDRZEJ M OTKOWSKI.3D-Finite element analysis of molars restored with endocrowns and posts during masticatory simulation.Dent Mater, 2013, 29 (12): e309-e317.

出版者后记

Postscript

　　科学技术文献出版社自 1973 年成立即开始出版医学图书，40余年来，医学图书的内容和出版形式都发生了很大变化，这些无一不与医学的发展和进步相关。《中国医学临床百家》从 2016 年策划至今，感谢 600 余位权威专家对每本书、每个细节的精雕细琢，现已出版作品近百种。2018 年，丛书全面展开学科总主编制，由各个学科权威专家指导本学科相关出版工作，我们以饱满的热情迎来了《中国医学临床百家》丛书各个分卷的诞生，也期待着《中国医学临床百家》丛书的出版工作更加科学与规范。

　　近几年，中国的临床医学有了很大的发展，在国际医学领域也开始崭露头角。以北京天坛医院牵头的 CHANCE 研究成果改写美国脑血管病二级预防指南为标志，中国一批临床专家的科研成果正在走向世界。但是，这些权威临床专家的科研成果多数首先发表在国外期刊上，之后才在国内期刊、会议中展现。如果出版专著，又为多人合著，专家个人的观点和成果精华被稀释。为改变这种零落的展现方式，作为科技部所属的唯一一家出版机构，我们有责任为中国的临床医生提供一个系统展示临床研究成果的舞台。为此，我们策划出版了这套高端医学专著——《中国医学临床百家》丛书。

"百家"既指临床各学科的权威专家，也取百家争鸣之义。

丛书中每一本书阐述一种疾病的最新研究成果及专家观点，按年度持续出版，强调医学知识的权威性和时效性，以期细致、连续、全面展示我国临床医学的发展历程。与其他医学专著相比，本丛书具有出版周期短、持续性强、主题突出、内容精练、阅读体验佳等特点。在图书出版的同时，同步通过万方数据库等互联网平台进入全国的医院，让各级临床医师和医学科研人员通过数据库检索到专家观点，并能迅速在临床实践中得以应用。

在与作者沟通过程中，他们对丛书出版的高度认可给了我们坚定的信心。北京协和医院邱贵兴院士说"这个项目是出版界的创新……项目持续开展下去，对促进中国临床学科的发展能起到很大作用"。中国人民解放军第二军医大学孙颖浩校长表示"我鼓励我国的泌尿外科医生把自己的创新成果和宝贵的经验传播给国内同行，我期待本丛书的出版"；北京大学第一医院霍勇教授认为"百家丛书很有意义"。我们感谢这么多临床专家积极参与本丛书的写作，他们在深夜里的奋笔，感动着我们，鼓舞着我们，这是对本丛书的巨大支持，也是对我们出版工作的肯定，我们由衷地感谢作者的支持与付出！

在传统媒体与新兴媒体相融合的今天，打造好这套在互联网时代出版与传播的高端医学专著，为临床科研成果的快速转化服务，为中国临床医学的创新及临床医师诊疗水平的提升服务，我们一直在努力！

科学技术文献出版社

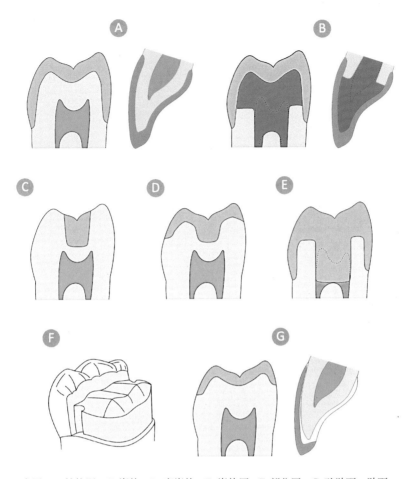

A. 全冠；B. 桩核冠；C. 嵌体；D. 高嵌体；E. 嵌体冠；F. 部分冠；G. 殆贴面、贴面。

彩插 1　后牙牙体缺损修复体类型（正文 016 页）

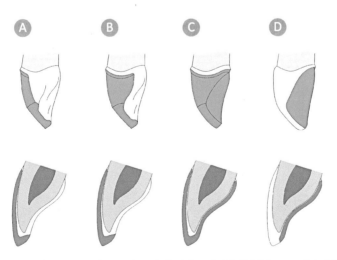

A. 经典型贴面（对接型为例）；B. 邻面包绕型贴面（对接型为例）；C. 全包绕型贴面
（限于釉质内为例）；D. 舌贴面（限于釉质内为例）。

彩插 2　前牙瓷贴面的分类（正文 049 页）

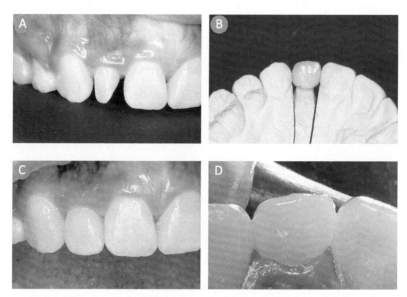

A. 治疗前唇面观；B. 全包绕型贴面制作完成；C. 修复后唇面观；D. 治疗后舌面观。

彩插 3　全包绕型贴面修复上颌锥形侧切牙（正文 051 页）

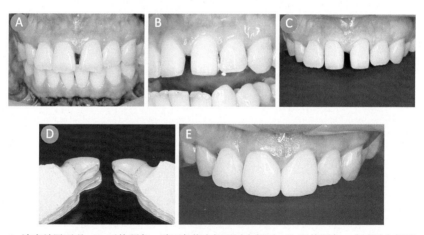

A. 治疗前唇面观；B. 牙体预备：贴面包绕中切牙近中邻面；C. 牙体预备：由于远中邻面存在浅龋，贴面需同时包绕远中邻面；D. 邻面包绕型贴面制作完成；E. 修复后唇面观。

彩插 4　邻面包绕型贴面关闭前牙牙间隙（正文 055 页）

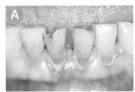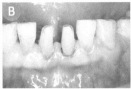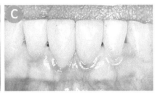

A. 治疗前唇面观；B. 牙体预备完成；C. 治疗后唇面观。

彩插 5　邻面包绕型贴面修复轻度扭转前牙（正文 057 页）

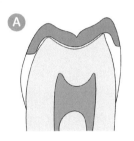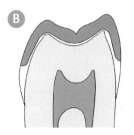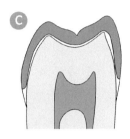

A. 经典型；B. 部分包绕型；C. 全包绕型。

彩插 6　后牙𬌗贴面的分类（正文 070 页）

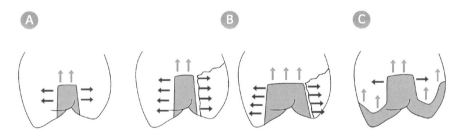

A. 嵌体对剩余牙体组织产生有害的拉应力；B. 当缺损较大、嵌体洞形过深或过宽时，拉应力可能导致牙体组织劈裂；C. 高嵌体覆盖𬌗面，一部分有害的拉应力转换为有利的压应力。

红色箭头示意拉应力，绿色箭头示意压应力。

彩插 7　嵌体和高嵌体受力后牙齿内部应力分布特点（正文 079 页）

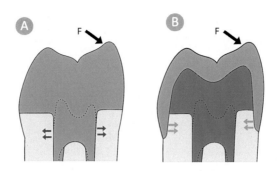

A.桩冠；B.桩核冠。黑色箭头为牙齿受到外力作用方向，红色箭头示意拉应力，
绿色箭头示意压应力。

彩插 14　桩冠和桩核冠受力后牙齿内部应力分布的比较（正文 095 页）

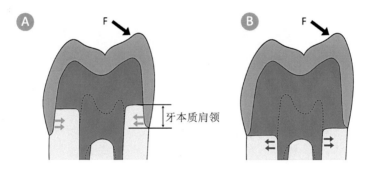

牙本质肩领

A.有牙本质肩领；B.无牙本质肩领。黑色箭头为牙齿受到外力作用方向，红色箭头示意
拉应力，绿色箭头示意压应力。

彩插 15　牙本质肩领的有无对牙齿内部应力分布的影响（正文 096 页）

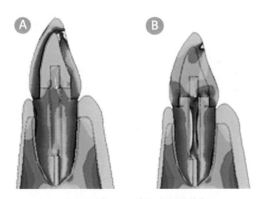

A.纤维桩修复；B.镍铬合金桩修复。

彩插 16　不同材料的桩修复后牙齿内部应力分布的情况（正文 101 页）